# Je me soigne avec

# les huiles essentielles

Design graphique : François Daxhelet
Infographie : Johanne Lemay

Catalogage avant publication de Bibliothèque et Archives nationales du Québec et Bibliothèque et Archives Canada

Schilling, Astrid
Je me soigne avec les huiles essentielles : les acheter, les mélanger et les utiliser
Comprend un index.

ISBN 978-2-7619-3033-8

1. Huiles essentielles - Emploi en thérapeutique. 2. Huiles essentielles. I. Titre.

RM666.A68S34 2011 615'.321 C2011-940206-8

Gouvernement du Québec – Programme de crédit d'impôt pour l'édition de livres – Gestion SODEC – www.sodec.gouv.qc.ca

L'Éditeur bénéficie du soutien de la Société de développement des entreprises culturelles du Québec pour son programme d'édition.

Le Conseil des Arts du Canada
The Canada Council for the Arts

Nous remercions le Conseil des Arts du Canada de l'aide accordée à notre programme de publication.

Nous reconnaissons l'aide financière du gouvernement du Canada par l'entremise du Fonds du livre du Canada pour nos activités d'édition.

02-11



Dépôt légal : 2011
Bibliothèque et Archives nationales du Québec

ISBN 978-2-7619-3033-8

DISTRIBUTEURS EXCLUSIFS :

**Pour le Canada et les États-Unis :**
MESSAGERIES ADP*
2315, rue de la Province
Longueuil, Québec J4G 1G4
Téléphone : 450 640-1237
Télécopieur : 450 674-6237
Internet : www.messageries-adp.com
* filiale du Groupe Sogides inc.,
filiale du Groupe Livre Quebecor Media inc.

**Pour la France et les autres pays :**
INTERFORUM editis
Immeuble Paryseine, 3, Allée de la Seine
94854 Ivry CEDEX
Téléphone : 33 (0) 1 49 59 11 56/91
Télécopieur : 33 (0) 1 49 59 11 33
**Service commandes France Métropolitaine**
Téléphone : 33 (0) 2 38 32 71 00
Télécopieur : 33 (0) 2 38 32 71 28
Internet : www.interforum.fr
**Service commandes Export – DOM-TOM**
Télécopieur : 33 (0) 2 38 32 78 86
Internet : www.interforum.fr
Courriel : cdes-export@interforum.fr

**Pour la Suisse :**
INTERFORUM editis SUISSE
Case postale 69 – CH 1701 Fribourg – Suisse
Téléphone : 41 (0) 26 460 80 60
Télécopieur : 41 (0) 26 460 80 68
Internet : www.interforumsuisse.ch
Courriel : office@interforumsuisse.ch
**Distributeur : OLF S.A.**
ZI. 3, Corminboeuf
Case postale 1061 – CH 1701 Fribourg – Suisse
**Commandes :**
Téléphone : 41 (0) 26 467 53 33
Télécopieur : 41 (0) 26 467 54 66
Internet : www.olf.ch
Courriel : information@olf.ch

**Pour la Belgique et le Luxembourg :**
INTERFORUM BENELUX S.A.
Fond Jean-Pâques, 6
B-1348 Louvain-La-Neuve
Téléphone : 32 (0) 10 42 03 20
Télécopieur : 32 (0) 10 41 20 24
Internet : www.interforum.be
Courriel : info@interforum.be

Note de l'éditeur : Les informations livrées dans cet ouvrage ne doivent en aucun cas se substituer à un avis médical ou à un traitement. L'auteur et l'éditeur ne peuvent prendre la responsabilité d'aucun dommage subi résultant d'une méthode thérapeutique proposée. Les conseils ou traitements donnés dans cet ouvrage concernent les adultes. Il est recommandé de consulter un médecin avant d'appliquer l'un de ces conseils, en particulier en cas de grossesse, d'allaitement et de maladie particulière.

Astrid Schilling

# Je me soigne avec les huiles essentielles

## Les acheter, les mélanger et les utiliser

LES ÉDITIONS DE L'HOMME
Une compagnie de Quebecor Media

# Sommaire

# INTRODUCTION

Le monde des huiles essentielles est vaste : un ouvrage à lui seul ne saurait en montrer toutes les facettes, ni toutes les recenser. Ma démarche a donc été de vous introduire dans cet univers de telle manière que vous puissiez immédiatement les utiliser, sans avoir à étudier ce que d'aucuns mettent toute une vie à découvrir. Les huiles essentielles sont connues pour leurs qualités aromatiques, leurs propriétés cosmétiques et leurs vertus thérapeutiques. *Je me soigne avec les huiles essentielles* vous emmène dans cet univers bienfaiteur de manière toute pratique. C'est pourquoi tout au long des chapitres j'ai privilégié l'efficacité du propos plutôt qu'une approche littéraire et poétique du sujet. De même, j'ai volontairement omis des huiles essentielles dont les effets thérapeutiques ne sont pas suffisamment connus ou encore, hormis des recherches sur Internet, difficiles à trouver sur le marché.

Enfin, l'intérêt de ce livre réside également dans la rigueur apportée dans le choix des huiles essentielles en fonction de leur chémotype (composition chimique). En effet, rares sont les ouvrages de vulgarisation suffisamment précis sur ce point, majeur s'il en est !

**« L'AROMATHÉRAPIE », C'EST LE SOIN PAR LES HUILES ESSENTIELLES.** Ces huiles merveilleuses et odorantes sont obtenues à partir de sommités florales, de fruits, de graines, d'écorce… desquels on a extrait une substance chimique très concentrée et volatile appelée huile.

Les huiles odoriférantes étaient déjà connues des Égyptiens qui en faisaient de multiples usages : comme offrandes aux dieux, parfums, bases pour des crèmes et des onguents ou pour parfumer l'atmosphère. Des hiéroglyphes donnent même la composition exacte de certains parfums et l'on peut aujourd'hui, à Louxor, se procurer des mélanges d'huiles essentielles dont les fragments exhalent à s'y méprendre certains parfums célèbres des plus grands parfumeurs parisiens.

C'est à Avicenne (980-1037) que l'on attribue la découverte de la technique de distillation des plantes, procédé qui est resté à peu près identique au fil des siècles. En Occident, il faudra attendre le XI^e^ siècle avec le retour des croisés d'Arabie pour que les techniques d'extraction, de distillation des plantes et leur usage soient connus et employés. Utilisées durant le Moyen Âge, les huiles essentielles connaissent un engouement certain pendant la Renaissance, particulièrement en Italie où l'on embaume vêtements et lingerie de parfums merveilleux. C'est aussi pendant la Renaissance que les arômes obtenus à partir de plantes sont employés pour combattre la peste qui a ravagé Aix-en-Provence, puis Paris en 1568. Au XVII^e^ siècle, le célèbre herbier du médecin anglais Nicolas Culpeper révèle tout ce qui est connu à l'époque sur les plantes et les huiles essentielles. Ainsi, au fil du temps, les arômes ne cessent d'intéresser les chercheurs sur le plan de la médecine, mais il faut attendre le XX^e^ siècle pour que le terme «aromathérapie» voie le jour dans l'esprit créatif d'un chimiste français, René-Maurice Gattefossé. Parfumeur de son état, il découvrit les vertus analgésiques et thérapeutiques de l'essence de lavande après s'être brûlé la main lors d'un accident survenu dans son laboratoire. La brûlure ayant guéri en un temps record, il se pencha avec passion sur les huiles essentielles en tant que remèdes. Il emploiera les huiles essentielles pour soigner des blessés lors de la Première Guerre mondiale, publiera ses recherches dans des ouvrages tels *Considérations sur l'emploi des huiles essentielles* (écrit avec le Dr Tamisier) en 1923, *Aromathérapie* et *Antiseptiques essentiels* en 1937. Gattefossé sera relayé par le Dr Jean Valnet, puis par deux élèves de ce dernier, Marguerite Maury et Micheline Arcier, qui exporteront leur savoir en Grande-Bretagne. En Italie aussi, durant les années 1920-1930, les vertus thérapeutiques des huiles essentielles feront l'objet d'études des Drs Renato Gayola et Giovanni Gatti qui aborderont les arômes non plus simplement en tant que remèdes sur le plan physique, mais aussi en tant que traitements pour le psychisme. Cette démarche est en pleine expansion à l'heure actuelle.

Ainsi, découverte majeure, les huiles essentielles influencent le champ vibratoire de l'être humain: elles agissent non seulement sur le corps physique, mais également sur les registres spirituel, mental, émotionnel et éthérique de l'individu. L'on ne souffre pas d'un symptôme par hasard: celui-ci signale un état de conscience à modifier, des habitudes de vie à reconsidérer, un blocage énergétique, qu'il soit par exemple un manque de compréhension d'une situation donnée ou une leçon de vie à recevoir.

Les huiles essentielles sont révélées dans cet ouvrage dans la perspective de soins physiques ; toutefois, par rapport à ce qui vient d'être dit, l'usage de l'aromathérapie induira des effets sur des plans plus subtils. Certains chercheurs en médecine énergétique établissent déjà des liens entre les huiles essentielles et leur portée sur le plan d'une guérison spirituelle ou émotionnelle. Le D^r^ Edward Bach a ouvert la voie avec ses élixirs floraux. Un large champ de découvertes s'offre à nous, où nous ne sommes qu'au commencement.

De plus en plus de personnes se tournent vers l'aromathérapie, à juste titre. Les huiles essentielles soignent, guérissent certains maux de manière aussi efficace, sinon plus, que certains médicaments. Car la grande caractéristique des huiles essentielles réside dans le fait qu'il s'agit d'une médecine naturelle et de terrain, c'est-à-dire qu'elle prend en compte l'individu dans sa globalité afin d'en restaurer l'équilibre : si cette approche est plus lente, elle est plus efficace et surtout plus durable. De plus, les huiles essentielles ont pour elles un atout exceptionnel : elles sentent divinement bon. Allier un soin à un plaisir olfactif est un cadeau que l'on se fait, un lien que l'on rétablit, chaque fois qu'on y recourt entre soi et la nature.

En ce qui concerne cet ouvrage, gageons qu'il emportera votre adhésion quant aux bienfaits des soins naturels et qu'il vous invitera à porter sur vous-même un regard plus attentif.

## LE MODE D'EXTRACTION DES HUILES ESSENTIELLES

Les huiles essentielles peuvent actuellement être obtenues de deux manières : à la vapeur d'eau et par expression mécanique lorsqu'il s'agit d'agrumes. Autrefois, les végétaux étaient portés à ébullition dans un récipient fermé, puis mis à refroidir. Une fine pellicule venait se former à la surface, qu'il suffisait de recueillir. Actuellement, le procédé diffère légèrement en ce sens que les plantes ne sont plus mises à bouillir dans un liquide, mais l'on disperse sur elles de la vapeur d'eau qui passe ensuite dans un condenseur. Les huiles essentielles d'agrumes sont, quant à elles, obtenues soit par distillation à la vapeur d'eau, soit par broyage des zestes entre des rouleaux (pression à froid).

Le coût d'une huile essentielle dépend de plusieurs facteurs dont un des plus importants est celui de la quantité des produits de base utilisés pour la fabriquer.

Ainsi, à titre d'exemples, il faut :

- 50 kg de feuilles de menthe pour obtenir 1 litre d'huile essentielle ;
- 1 000 kg de masse végétale de basilic pour obtenir 1 litre d'huile essentielle ;
- 200 kg de zestes de bergamote pour obtenir 1 litre d'huile essentielle ;
- 5 000 kg de pétales de rose pour obtenir 1 litre d'huile essentielle.

## QU'EST-CE QU'UN CHÉMOTYPE ?

Une huile essentielle contient des structures moléculaires spécifiques, aux propriétés diverses : ces assemblages doivent être connus par les thérapeutes afin de prescrire une ou plusieurs huiles essentielles qui conviennent parfaitement aux symptômes dont souffrent leurs patients. En effet, d'une même plante on peut extraire des huiles de chémotypes différents. Ceux-ci sont en quelque sorte une carte de visite de l'huile essentielle. Prenons un exemple, l'huile essentielle de thym – *Thymus vulgaris* – révèle huit chémotypes différents, classés d'après la molécule majoritaire présente à chaque fois. Si le chémotype est le *Thymus vulgaris* CT thymol noté thym vulgaire CT thymol, cela signifie que la molécule principale de cette huile essentielle est le thymol. Si le chémotype est le *Thymus vulgaris* à cinéol, cela signifie que la molécule principale est le cinéol. Spécifier quelle est la molécule majoritaire dans une huile essentielle est fondamental, car la zone d'action n'est pas la même : le thymol aura d'excellentes propriétés anti-infectieuses, tandis que le cinéol décongestionnera les bronches et le système respiratoire.

Un chémotype est donc une classification chimique, mais aussi biologique et botanique : la période de la récolte, l'ensoleillement, l'altitude, le pays, le climat influencent la composition de l'huile essentielle.

## QUELLES HUILES ESSENTIELLES ACHETER ?

Au regard de ce qui vient d'être dit, l'huile essentielle que vous achèterez devra être 100 % pure et naturelle, mais devra aussi comporter sur son emballage le chémotype par lequel vous connaîtrez sa sphère réelle d'action. Il ne vous viendrait pas à l'idée de prendre un médicament pour un autre : il en est de même pour les huiles essentielles ! Il faudra également veiller à ce que l'huile essentielle soit 100 % intégrale. Ne fixez pas votre choix sur des huiles essentielles qui ne comportent pas toutes ces indications. Il en va de votre santé. De même, n'achetez pas d'huile essentielle obtenue par solvant.

# 1

# Le mode d'utilisation des huiles essentielles

# LA DIFFUSION DANS L'ATMOSPHÈRE

**L'USAGE DES HUILES ESSENTIELLES EN DIFFUSION ATMOSPHÉRIQUE EST UN VRAI BONHEUR, ET CE, À DIVERS TITRES:** D'abord, le monde odoriférant des plantes s'installe dans votre maison, votre appartement, votre chambre ou votre bureau pour apaiser, relaxer, vivifier, ou encore prévenir un coup de froid, un rhume ou une bronchite. Plusieurs moyens peuvent être utilisés pour diffuser ces arômes dans l'air: par un diffuseur (électrique), un brûle-parfum, un saturateur d'air ou encore un cercle en grès à poser sur l'abat-jour à hauteur du pas de vis de la lampe. Parmi toutes ces possibilités, ma préférence va au diffuseur électrique, qui ressemble à un petit alambic dans lequel le mélange d'huiles est constamment activé à l'aide du petit moteur. Le dosage recommandé est de trois parts égales de trois huiles essentielles. Vous pouvez aussi n'utiliser qu'une seule essence.

Les huiles essentielles les plus connues qui conviennent pour une diffusion dans l'atmosphère sont présentées dans l'encadré ci-contre.

Vous trouverez au chapitre des affections quelques mélanges d'huiles essentielles à utiliser en diffusion afin de contribuer à une guérison rapide.

**NE DÉPASSEZ PAS UN QUART D'HEURE, AU TOTAL, DE DIFFUSION.** Passé ce délai, l'air est saturé et la respiration, d'agréable et détendue, devient gênante et légèrement difficile. Il est à noter que les huiles essentielles ne plaisent pas à tous les membres d'une même famille: certains aimeront telle odeur plutôt qu'une autre. Enfin, quelques huiles essentielles ne conviennent pas du tout aux enfants et leur diffusion est totalement déconseillée dans leur chambre ou les pièces principales. Bien entendu, la diffusion atmosphérique d'huiles essentielles est déconseillée également en présence d'un bébé.

| LES BIENFAITS DES HUILES ESSENTIELLES |
|---|
| **Basilic** – *Ocimum basilicum*, neurotonique, relaxant |
| **Bois de cèdre** – *Cedrus atlantica*, apaisant |
| **Bois de rose** – *Aniba rosaeodora*, relaxant, anti-infectieux |
| **Cajeput** – *Melaleuca cajeputii*, respiratoire |
| **Cannelier** – *Cinnamomum loureirii*, antiseptique, tonique |
| **Ciste ladanifère** – *Cistus ladaniferus*, relaxant |
| **Citron** – *Citrus limon*, tonique |
| **Citronnelle** – *Cymbopogon nardus*, antimoustique |
| **Cyprès** – *Cupressus sempervirens*, tonique circulatoire |
| **Eucalyptus globulus** – *Eucalyptus globulus*, respiratoire |
| **Eucalyptus officinal** – *Eucalyptus radiata*, respiratoire |
| **Genévrier** – *Juniperus communis*, antiseptique |
| **Géranium** – *Pelargonium asperum*, relaxant |
| **Lavande vraie** – *Lavandula angustifolia*, relaxant |
| **Lavandin** – *Lanvadula Burnatiiclone super*, antiseptique aérien |
| **Lemongrass** – *Cymbopogon citratus*, relaxant |
| **Litsée citronnée** – *Litsea citrata*, calmant |
| **Mandarinier** – *Citrus reticulata*, apaisant |
| **Marjolaine des jardins** – *Origanum majorana*, relaxant |
| **Niaouli** – *Melaleuca quinquenervia*, antiseptique, respiratoire |
| **Orange douce** – *Citrus sinensis*, relaxant (convient aux enfants), immunostimulant |
| **Origan** – *Origanum coubactum*, antiparasitaire, antibactérien |
| **Pamplemousse** – *Citrus paridisii*, antiseptique, relaxant |
| **Petit-grain bigaradier** – *Citrus a.* subsp. *aurantium*, antidépresseur |
| **Pin sylvestre** – *Pinus sylvestris*, respiratoire |
| **Ravensare aromatique** – *Ravensara aromatica*, respiratoire |
| **Romarin officinal** – *Rosmarinus officinalis*, antiseptique |
| **Tea tree** – *Melaleuca alternifolia* , immunostimulant, antiseptique |
| **Thym saturéoïde** – *Thymus satureoides*, anti-infectieux avec l'eucalyptus |
| **Verveine** – *Lippia citriodora*, calmant, anti-inflammatoire |
| **Ylang-ylang** – *Cananga odorata*, relaxant |

# LES INHALATIONS

**CE PROCÉDÉ EST TRÈS EFFICACE POUR COMBATTRE LES INFECTIONS DES VOIES RESPIRATOIRES, EN PERMETTANT DE DÉGAGER LES BRONCHES.** Dans cette optique, les huiles essentielles réputées agir sur les voies respiratoires, comme le mélange suivant conviendront : 5 gouttes de *Pinus sylvestris* (pin sylvestre) et 5 gouttes d'*Eucalyptus globulus* ou d'*Eucalyptus radiata*.

**POUR OBTENIR LES MEILLEURS RÉSULTATS,** détendez-vous, choisissez un moment où vous ne serez pas dérangé. Faites chauffer de l'eau bouillante dans une casserole, puis versez-la dans un grand bol. Ajoutez les huiles essentielles mélangées dans de l'Enulsio ou du Disper – il s'agit d'une solution dispersante vendue en pharmacie. Elle n'est pas indispensable pour les inhalations, mais très utile pour la dispersion des molécules d'huiles essentielles dans un bain. Placez une serviette, devant votre nez et tout autour du bol. Les yeux ne sont pas couverts par la serviette afin de les protéger de la vapeur d'eau et de l'irritation éventuelle que peuvent provoquer les huiles essentielles. Respirez régulièrement pendant au moins un quart d'heure. Il est important que la vapeur d'eau ne soit pas trop chaude afin que vous puissiez tenir sous la serviette. D'autre part, ne mettez pas plus de 10 gouttes d'huile essentielle au total pour un bol. (Commencez par de petites doses.) Il est conseillé de bien se laver les mains après avoir manipulé les flacons d'huiles essentielles et surtout ne pas toucher ses yeux. Si tel était le cas, rafraîchissez-les abondamment à l'eau claire.

**EN CAS D'AFFECTIONS RESPIRATOIRES,** vous pouvez compléter ce soin en versant 2 ou 3 gouttes d'*Eucalyptus radiata,* ou toute autre huile essentielle bénéfique pour les bronches, sur un mouchoir.

# LES HUILES ESSENTIELLES PAR VOIE ORALE

**IL EST DÉCONSEILLÉ DE PRENDRE UNE HUILE ESSENTIELLE PURE :** mélangez-la toujours soit avec un peu d'huile alimentaire (huile d'olive, par exemple), du sucre, ou mieux : du miel. Si, par distraction, vous avez absorbé quelques gouttes d'huile essentielle pure, vous sentirez à l'endroit de la prise une brûlure. Ne vous inquiétez pas, avalez simplement une cuillerée d'huile végétale ou croquez un sucre pour atténuer la douleur. N'utilisez jamais des huiles essentielles riches en cétones ou en lactones par voie interne : elles sont neurotoxiques (voir tableau ci-contre).

## LES HUILES ESSENTIELLES À ÉVITER PAR VOIE INTERNE

**Armoise herbe blanche** – *Artemisia herba-alba* (riche en cétones)

**Camomille noble (romaine)** – *Chamaemelum nobile* (riche en lactones)

**Camomille romaine** – *Chamomilla matricaria* (riche en lactones)

**Carvi** – *Carum carvi* (riche en cétones)

**Eucalyptus** – *Eucalyptus camaldulensis* (riche en cétones)

**Hélycrise italienne** – *Helichrysum italicum* var. *serotino* (riche en cétones)

**Hysope officinale** – *Hyssopus officinalis* (riche en cétones)

**Inule odorante** – *Inula graveolens* (riche en lactones)

**Lavande aspic** – *Lavandula spica* (riche en cétones)

**Menthe poivrée** – *Mentha piperata* (riche en cétones)

**Menthe pouliot** – *Mentha pulegium* (riche en cétones)

**Romarin CT verbénone** – *Rosmarinus officinalis verbenonifera* (riche en cétones)

**Rue fétide (péganion)** – *Ruta graveolens* (riche en cétones)

**Santoline «petit cyprès»** – *Santolina chamaecyparissus* (riche en cétones)

**Sauge officinale alpha** – *Salvia officinalis alpha* (riche en cétones)

**Sauge officinale beta** – *Salvia officinalis beta* (riche en cétones)

**Thuya occidental** – *Thuya occidentalis* (riche en cétones)

Le répertoire des huiles essentielles étant particulièrement vaste, cette liste n'est pas exhaustive.

**CERTAINES HUILES ESSENTIELLES SONT ABORTIVES ET DÉCONSEILLÉES LORS D'UNE GROSSESSE,** d'autant plus que certaines d'entre elles sont également neurotoxiques (voir tableau p. 18).

**LA POSOLOGIE CLASSIQUE D'UNE HUILE ESSENTIELLE PRISE PAR VOIE INTERNE EST FACILE À RETENIR :** 3 gouttes au maximum par prise, 2 ou 3 fois par jour, toujours mélangées soit à du miel, soit à du sucre, ou encore dans un peu de yaourt. Vous pouvez également les prendre mélangées dans 1 petite cuillerée d'huile végétale. Vous associerez ainsi les vertus de vos huiles essentielles aux qualités spécifiques d'une huile végétale biologique.

**LES HUILES DE SUPPORT SERVANT À UNE PRISE ORALE SONT DES HUILES CONNUES ET UTILISÉES RÉGULIÈREMENT DANS L'ALIMENTATION. LES HUILES VÉGÉTALES QUI CONVIENNENT SONT :** l'huile d'argan – extraite à partir d'une variété d'olivier qui ne pousse qu'au Maroc –, l'huile calophylle, l'huile de colza, l'huile de germe de blé, l'huile de jojoba, l'huile d'olive, l'huile de noisette, l'huile de noyaux d'abricot, l'huile d'onagre, l'huile de rose musquée, l'huile de sésame.

## LES HUILES ESSENTIELLES ABORTIVES OU NEUROTOXIQUES

**Absinthe africaine** – *Artemisia afra*
**Absinthe CT thuyone** – *Artemisia absinthium thuyonifera*
**Achillée de Ligurie** – *Achillea ligustica*
**Achillée millefeuille** – *Achillea millefolium*
**Achillée musquée** – *Achillea moscata*
**Acore vrai** – *Acorus calamus shyobunonifera*
**Aneth des Indes** – *Anethum sowa*
**Aneth odorant** – *Anethum graveolens*
**Anis étoilé** – *Illicium verum*
**Anis vert** – *Pimpinella anisum*
**Armoise annuelle** – *Artemisia annua*
**Armoise herbe blanche CT davanone** – *Artemisia herba-alba davanonifera*
**Armoise herbe blanche CT thuyone** – *Artemisia herba-alba thuyonifera*
**Balsamite** – *Chrysanthemum balsamita*
**Basilic camphré** – *Ocimum canum camphoriferum*
**Boldo** – *Boldea fragrans* ou *Peumus boldus*
**Buchu (espèce de)** – *Agathosma betulina*; *Agathosma crenulata*
**Cajeput** – *Melaleuca cajuputii*
**Calament nepeta (petit calament des montagnes)** – *Calamintha nepeta*
**Calament sylvestre (officinal, des montagnes)** – *Calamintha sylvatica*
**Carvi** – *Carum carvi*
**Cèdre de l'Atlantique (cèdre de l'Atlas)** – *Cedrus atlantica*
**Cèdre de l'Himalaya** – *Cedrus deodora*
**Chenopode** – *Chenopodium album*
**Curcuma** – *Curcuma longa*
**Cyprès bleu de l'Arizona** – *Cupressus arizonica*
**Davana** – *Artemisia pallens*
**Eucalyptus à fleurs multiples à cryptone** – *Eucalyptus polybractea cryptonifera*
**Eucalyptus mentholé à pipéritone** – *Eucalyptus dives*
**Fenouil doux** – *Foeniculum vulgare*
**Germandrée maritime à dolichodials** – *Teucrium marum dolichodialiferum*
**Hysope officinale** – *Hyssopus officinalis*
**Lantana** – *Lantana camara*
**Lavande stoechade** – *Lavandula stoechas*
**Menthe à longues feuilles (sylvestre à pipéritonoxyde)** – *Mentha longifolia*
**Menthe pouliot** – *Mentha pulegium*
**Menthe suave CT dihydrocarvone** – *Mentha suaveolens dihydrocarvonifera*
**Niaouli** – *Melaleuca quinquenervia cineolifera*
**Persil simple à apiole** – *Petroselinum sativum apioliferum*
**Ravensare anisé** – *Ravensara anisata*
**Romarin officinal CT verbénone** – *Rosmarinus officinalis verbenoniferum*
**Sabine** – *Juniperus sabina*
**Santoline «petit cyprès»** – *Santolina chamaecyparissus*
**Sassafras du Brésil** – *Ocotea pretiosa*
**Sauge officinale** – *Salvia officinalis*
**Sauge trilobée** – *Salvia fructicosa*
**Souchet (espèce de)** – *Cyperus scariosus*
**Tagète glanduleuse** – *Tagetes glandulifera*
**Tanaisie vulgaire** – *Chrysanthemum vulgare*
**Thuya occidental** – *Thuja occidentalis*
**Zdravets** – *Geranium macrorrhizum*
**Zédoaire** – *Curcuma zedoaria*

**IL N'EST PAS INTERDIT DE PRENDRE PLUSIEURS HUILES ESSENTIELLES ENSEMBLE :** certaines associations créent une synergie, c'est-à-dire que les huiles essentielles voient leurs qualités optimisées. Dans ce cas, n'utilisez pas plus de trois huiles essentielles à la fois.

**IL EXISTE ÉGALEMENT DES PRODUITS VENDUS EN PHARMACIE ET DANS LES MAGASINS SPÉCIALISÉS QUI PERMETTENT LA PRISE ORALE D'HUILES ESSENTIELLES :** le Solubol, le Disper et le Labrafil. Le Solubol et le Disper ont l'avantage de faciliter la digestion des huiles essentielles. Ils empêchent des aigreurs d'estomac éventuelles et améliorent l'absorption des huiles essentielles dans l'intestin. Le Solubol et le Disper empêchent aussi la formation des radicaux libres dans les huiles essentielles.

Le Labrafil est également un dispersant non alcoolisé.

## LE MASSAGE

**LES HUILES ESSENTIELLES ONT UN EXCELLENT POUVOIR PÉNÉTRANT ; UTILISÉES SUR LE CORPS ENTIER, ELLES AGISSENT DE MANIÈRE TRÈS PUISSANTE.** Pour simplifier, la dilution pour un massage du corps entier se fera en général ainsi : 15 gouttes d'huiles essentielles pour 30 ml d'huile de support, 30 à 40 gouttes pour 50 ml. N'utilisez pas plus de 3 sortes d'huiles essentielles. Employez-les en synergie, c'est-à-dire optez pour des associations grâce auxquelles leurs vertus sont bonifiées. Vous trouverez des recettes efficaces dans ce livre au chapitre consacré aux soins du corps.

**LES HUILES ESSENTIELLES DERMOCAUSTIQUES DOIVENT ÊTRE PLUS DILUÉES QUE LES AUTRES.** Si vous désirez masser le corps avec une huile réputée être dermocaustique, diluez l'huile essentielle à hauteur de 10 % (10 % d'huile essentielle pour 90 % d'huile de support) ou 5 % (5 % d'huile essentielle pour 95 % d'huile de support).

**POUR LES HUILES ESSENTIELLES SUIVANTES, LÉGÈREMENT IRRITANTES :** diluez à 10 % pour un massage du corps entier, à 30-40 % pour un massage localisé.

**Ache des montagnes** – *Levisticum officinalis*
**Ail** – *Allium sativum*
**Ajowan** – *Trachyspermum ammi*
**Basilic CT thymol (espèce de)** – *Ocimum gratissimum thymoliferum*
**Baume du Pérou** – *Myroxylon balsamum pereirae*
**Cannelier de Ceylan CT eugénol** – *Cinnamomun verum eugenoliferum*
**Cannelier de Chine** – *Cinnamomum cassia*
**Cannelier « écorce de cannelle du Vietnam »** – *Cinnamomum loureirii*
**Citronnelle des Indes** – *Cymbopogon citratus*
**Citronnier « zestes de citron »** – *Citrus limon*
**Clocimum** – *Ocimum gratissimum eugenoliferum*

**Cumin** – *Cuminum cyminum*
**Giroflier/girofle** – *Eugenia caryophyllus*
**Hernandia** – *Hernandia voyronii*
**Lemongrass** – *Cymbopogon flexuosus*
**Livèche** – *Levisticum officinalis*
**Oignon** – *Allium cepa*
**Origan à inflorescences compactes** – *Origanum compactum*
**Origan d'Espagne** – *Corydothymus capitatus*
**Origan de Grèce à carvacrol** – *Origanum heracleoticum carvacroliferum*
**Panais** – *Pastinaca sativa*
**Romarin officinal CT camphre** – *Rosmarinus officinalis camphoriferum*
**Sarriette des jardins** – *Satureja hortensis*
**Sarriette des montagnes** – *Satureja montana*
**Serpolet** – *Thymus serpyllum*
**Thym saturéoïde** – *Thymus satureoides*
**Thym vulgaire CT thymol** – *Thymus vulgaris thymoliferum*
**Verveine citronnelle** – *Lippia citriodora*
**Vrai cannelier «écorce de cannelle de Ceylan»** – *Cinnamomum verum*



**POUR LES HUILES ESSENTIELLES TRÈS DERMOCAUSTIQUES :** 1 ml d'huile essentielle pour 9 ml d'huile de support. Elles ne sont pas recensées ici, seul un spécialiste peut juger utile de les employer. J'ai toutefois indiqué cette dilution au cas où vous ne connaîtriez pas la nature de l'huile essentielle que vous utilisez en massage. La précaution à prendre est de faire un test sur une petite zone cutanée à un endroit où la peau n'est pas fragile.

# LA FRICTION

**LA FRICTION EST UN GESTE PLUS VIGOUREUX QUE LE MASSAGE :** il ne faut pas plus de 20 minutes pour qu'une huile essentielle appliquée sur la peau se retrouve dans le sang, dans la lymphe et soit présente sous forme de traces dans l'urine. Une huile essentielle agit sur des organes même assez éloignés de l'endroit frictionné. C'est dire la puissance de ce mode de traitement.

Point n'est besoin d'être malade pour se faire une friction aux huiles essentielles : bien au contraire ! Les huiles essentielles vont aider l'organisme à éliminer les toxines. Vous allez retrouver une meilleure santé, du tonus ou encore une sensation de paix intérieure selon l'huile avec laquelle vous vous frictionnerez.

Les huiles essentielles pour les frictions sont les mêmes que celles employées pour les massages.

Vous pouvez utiliser soit une seule huile, soit une combinaison de plusieurs huiles essentielles.

**LA FRICTION SE FAIT AVEC LES MAINS :** mettez un peu de mélange dans le creux d'une de vos mains, frottez-la contre l'autre pour répartir le produit puis massez les zones. N'oubliez pas de bien vous laver les mains après usage.

**LES ZONES DE FRICTION DÉPENDENT DU BUT RECHERCHÉ :** **pour remédier à une digestion difficile** ou favoriser la digestion, un passage sur l'estomac, la zone du plexus solaire, le ventre est indiqué.

**Pour une bonne vitalité,** le matin, vous pouvez frictionner le plexus solaire, la nuque, le bas de la colonne vertébrale.

## L'ONCTION

**CETTE TECHNIQUE EST LA PLUS DOUCE DES MÉTHODES,** car elle consiste simplement à répartir délicatement les huiles essentielles à des endroits bien localisés, comme sur des points d'acupuncture ou sur de petites zones.

**POUR CALMER, APAISER, DÉTENDRE RAPIDEMENT,** on déposera un mélange d'huiles essentielles relaxantes sur le plexus solaire, sous le sternum : cette application équilibrera le système nerveux. Cet endroit étant le siège des émotions, les huiles essentielles diminueront le stress, l'anxiété et les émotions négatives qui perturbent le bien-être.

**POUR AMÉLIORER LES FONCTIONS DIGESTIVES,** ce sera la région de l'abdomen sur lequel on agira avec des huiles essentielles appropriées. Une onction sur l'abdomen active foie, estomac, pancréas, vésicule biliaire et intestins.

**EN CAS DE GROS STRESS OU D'ANGOISSE,** une onction au-dessus des reins est recommandée.

## LA RÉFLEXOLOGIE

**LES EXTRÉMITÉS DU CORPS, MAINS ET PIEDS, SONT PARCOURUES PAR DES CANAUX ÉNERGÉTIQUES QUE L'ON RETROUVE DANS TOUT L'ORGANISME.** En massant ce que l'on nomme des zones réflexes situées sur ces extrémités, nous pouvons relancer l'énergie vitale dans tout notre corps. Dans chaque main et chaque pied, nous trouvons la correspondance d'un organe : en massant une ou plusieurs zones précises, nous améliorons l'état de cet organe sans y toucher directement : utiliser des huiles essentielles lors d'une séance de réflexologie potentialise le soin. Les organes correspondant aux zones massées seront mieux irrigués et régénérés. Vous pouvez masser les zones réflexes de vos mains et de vos pieds pour vous détendre, stimuler l'organisme, améliorer votre état de santé général, ou encore agir sur un organe précis.

**POUR QUE VOUS PUISSIEZ RECOURIR À CETTE THÉRAPIE MERVEILLEUSE, LES ZONES RÉFLEXES DES MAINS ET DES PIEDS AINSI QUE LES ORGANES QUI Y CORRESPONDENT VOUS SONT PRÉSENTÉS À LA PAGE 23.**

# LE BAIN

**LE DOSAGE RECOMMANDÉ POUR UN BAIN EST DE 10 GOUTTES AU MAXIMUM** mélangées dans du Disper, car les huiles essentielles ne se dissolvent pas dans l'eau. Prenez un premier bain en commençant avec 4 ou 5 gouttes d'huile essentielle seulement pour tester votre réaction au produit. Certaines personnes supportent jusqu'à 10-15 gouttes, d'autres moins. L'huile essentielle de basilic, par exemple, est très puissante et il suffit de quelques gouttes dans le bain pour purifier le corps.

# QUELQUES CONSEILS D'ORDRE GÉNÉRAL

**AVANT D'UTILISER UNE HUILE ESSENTIELLE,** prenez connaissance des recommandations inscrites sur l'emballage.

L'absorption par voie orale d'une huile essentielle comporte des dangers : respectez les dosages recommandés dans ce livre et n'employez pas par voie orale des huiles essentielles si vous souffrez de problème de muqueuse ou de bouche.

Certaines huiles essentielles sont contre-indiquées pour les femmes souffrant d'un cancer du sein, des ovaires ou de l'utérus, ou encore atteintes d'un fibrome.

Les huiles essentielles seront stockées à l'abri de la chaleur et de la lumière, dans un endroit inaccessible aux enfants.

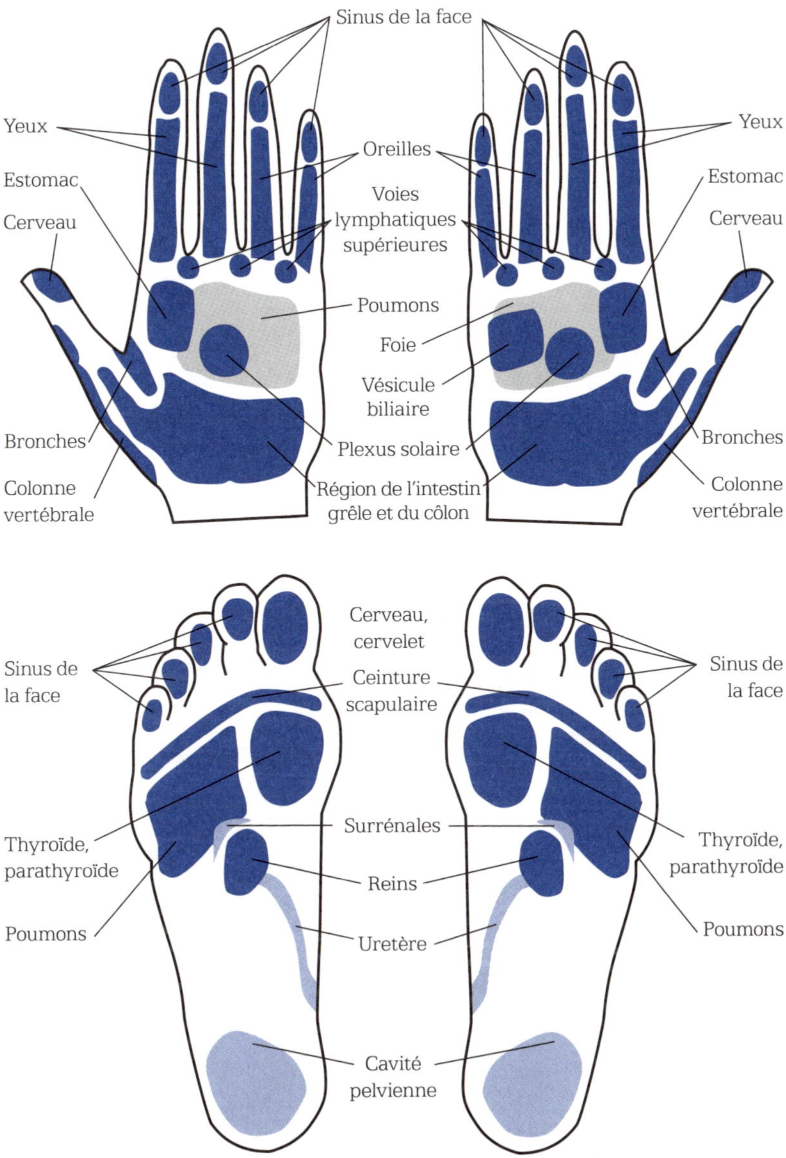
Sinus de la face
Yeux
Oreilles
Estomac
Voies lymphatiques supérieures
Cerveau
Poumons
Foie
Vésicule biliaire
Bronches
Plexus solaire
Colonne vertébrale
Région de l'intestin grêle et du côlon
Cerveau, cervelet
Sinus de la face
Ceinture scapulaire
Surrénales
Thyroïde, parathyroïde
Reins
Poumons
Uretère
Cavité pelvienne

# 2

# Les huiles essentielles de A à Z

**Note :** Chaque huile essentielle possède beaucoup plus de qualités que celles décrites ci-après. Je n'ai toutefois retenu, pour faciliter le choix du lecteur, que les seules pathologies sur lesquelles l'action des huiles essentielles a été confirmée par les spécialistes. Sous l'appellation « recommandée en cas de… » sont recensées quelques pathologies sur lesquelles les huiles essentielles sont également très efficaces. Il est entendu que, pour une même pathologie, plusieurs huiles essentielles pourront convenir : c'est sur le terrain que l'on découvrira si l'une sera plus efficace que l'autre pour soi-même ou pour un proche.

# ACHILLÉE

**Famille :** astéracées
**Origine :** régions tempérées
**Usages :** massage localisé, compresse

## Achillée de Ligurie

*Achillea ligustica*

*Achillea ligustica* possède de bons effets anti-inflammatoires.

**SA PLUS GRANDE EFFICACITÉ EN CAS DE :**

- névralgies
- rhumatismes

**Mise en garde :** *Achillea ligustica* est une huile essentielle neurotoxique et abortive. Elle ne convient ni aux femmes enceintes ni aux enfants de moins de 12 ans. Réservez-la uniquement pour un usage externe.

## Achillée millefeuille

*Achillea millefolium*

**Famille :** astéracées
**Origine :** régions tempérées
**Parties utilisées :** sommités florales
**Usages :** massage localisé, compresse
**Composants principaux :** chamozulène, cinéol, camphre

**SA PLUS GRANDE EFFICACITÉ EN CAS DE :**

- coupures
- crampes

**RECOMMANDÉE EN CAS DE :**

- congestion de l'utérus
- hémorroïdes

**Mise en garde :** *Achillea millefolium* est une huile essentielle neurotoxique et abortive. Son usage interne doit être effectué sous le contrôle d'un spécialiste.

## ACORE VRAI

**Roseau CT asarone**
*Acorus calamus angustatus asaroniferum*

**Famille :** aracées
**Origine :** Asie, Inde, Japon
**Fragrance :** âcre
**Partie utilisée :** racine
**Usages :** massage, compresse
**Composants principaux :** bêta-asarone, asaronaldéhyde

*Acorus calamus angustatus asaroniferum* est un puissant anti-inflammatoire tant gastrique que rénal. Il agit sur l'entérocolite.

### SA PLUS GRANDE EFFICACITÉ EN CAS DE :

- cystite
- spasmes

**Mise en garde :** *Acorus calamus angustatus asaroniferum* ne peut être employée que sur une courte période de temps. Son utilisation par voie interne est déconseillée. Ne massez ni les femmes enceintes ni les enfants avec cette huile essentielle.

## AJOWAN

*Trachyspermum ammi*

**Famille :** apiacées
**Origine :** Asie, cultivée également en Europe
**Partie utilisée :** graine
**Usages :** massage, compresse, voie orale (sous contrôle thérapeutique)
**Composants principaux :** thymol, carvacrol, paracymène, camphène

*Trachyspermum ammi* possède un large spectre d'action dans la lutte contre les bactéries. Elle détruit les champignons parasites, lutte contre les virus en fortifiant le système immunitaire de l'organisme. Elle combat la douleur tout en étant un tonique général.

### SA PLUS GRANDE EFFICACITÉ EN CAS DE :

- infections parasitaires cutanées telles mycoses de la peau, gale, teigne, etc.
- mycose gynécologique
- rhumatisme articulaire
- rhumatisme musculaire

**Mise en garde :** *Trachyspermum ammi* est déconseillée aux femmes enceintes, aux femmes allaitantes, ainsi qu'aux enfants de moins de 8 ans. Utilisée pure sur la peau, elle peut irriter. Il est donc conseillé d'en diluer quelques gouttes dans une huile végétale.

# AMYRIS

*Amyris balsamifera*

**Famille :** rutacées
**Origine :** Amérique centrale, Haïti, certaines îles des Caraïbes
**Usage :** massage
**Composants principaux :** alcool sesquiterpénique : balsamol, cadinol

*Amyris balsamifera* nettoie la flore intestinale et régénère la peau, ralentissant ainsi le vieillissement.

**RECOMMANDÉE EN TANT QUE :**

- tonique lymphatique
- tonique veineux

**Mise en garde :** *Amyris balsamifera* est déconseillée aux femmes enceintes, allaitantes, ainsi qu'aux enfants de moins de 7 ans.



# ANETH

**Famille :** apiacées
**Origine :** Europe
**Fragrance :** forte et épicée

La distillation de l'aneth est obtenue à partir soit des graines, soit des feuilles.

## Aneth odorant

*Anethum graveolens*

**Famille :** apiacées
**Origine :** Asie Mineure, sud de l'Europe
**Fragrance :** forte et épicée
**Usage :** voie interne principalement, car elle est moins efficace utilisée en voie externe. Elle ne convient pas pour la diffusion.
**Partie utilisée :** plante entière

*Anethum graveolens* diminue les spasmes digestifs et urinaires. Elle est efficace dans le cas d'insuffisance hépatique et rénale.

**SA PLUS GRANDE EFFICACITÉ EN CAS DE :**

- bronchite

**EN TANT QUE :**

- mucolytique
- stimulant du foie

**RECOMMANDÉE EN CAS DE :**

- rhumes à répétition chez les enfants
- crise d'acétone chez les enfants : manque d'appétit, nausées, fatigue (il est recommandé de consulter un spécialiste)

**Mise en garde :** *Anethum graveolens* est une huile essentielle neurotoxique et abortive. Elle est totalement déconseillée aux femmes enceintes, allaitantes, et aux enfants de moins de 12 ans.

# ANGÉLIQUE

**Famille :** ombellifères
**Origine :** Europe du Nord et de l'Est, Asie centrale
**Fragrance :** douce-amère et parfumée
**Usages :** diffusion, massage, compresse, bain, voie orale

## Angélique archangélique

*Angelica archangelica*

La racine d'*Angelica archangelica* était appelée « racine du Saint-Esprit » par les médecins de la Renaissance. On dit également que son nom proviendrait de la date de sa floraison, celle de la fête de l'archange Michel.

L'huile essentielle d'angélique soulage le stress lorsqu'elle est employée en massage dans le creux des omoplates.

**SA PLUS GRANDE EFFICACITÉ EN CAS DE :**

- infection respiratoire
- syndrome prémenstruel

**EN TANT QUE :**

- mucolytique

**RECOMMANDÉE EN CAS DE :**

- anémie
- anorexie
- cystite
- infection respiratoire
- spasmes, crampes intestinales

**Mise en garde :** *Angelica archangelica* possède un effet photosensibilisant ; l'exposition au soleil est déconseillée. Cette huile essentielle ne convient pas aux femmes enceintes ni aux enfants de moins de 12 ans. À forte dose, l'huile essentielle d'angélique induit un effet dépresseur du système nerveux central.

# ANIS

**Famille :** ombellifères, illiciacées et magnoliacées
**Origine :** Nord-Vietnam, bassin méditerranéen, Europe méridionale
**Fragrance :** sucrée, épicée
**Usages :** diffusion, inhalation, massage localisé

## Anis étoilé ou badiane

*Illicium verum*

**SA PLUS GRANDE EFFICACITÉ EN CAS DE :**

- bronchite
- sinusite
- rhume

**RECOMMANDÉE EN CAS DE :**

- constipation
- coliques
- flatulences
- lumbago
- rhumatismes

**Mise en garde :** *Illicium verum* ne peut en aucun cas être utilisée en cuisine, car elle a des propriétés stupéfiantes. Réservez-la pour un traitement par voie externe. L'usage de cette huile est déconseillé aux femmes enceintes ainsi qu'aux enfants de moins de 12 ans. Ne pas s'exposer au soleil, car il y a un risque de photosensibilisation.

## Anis vert

*Pimpinella anisum*

**Usage :** diffusion, massage localisé
**Composants principaux :** anéthol chavicol, terpène, safrol

*Pimpinella anisum* est utilisée, du fait de sa saveur et de ses propriétés, dans la composition de dentifrices. L'anis vert, d'après Pline l'Ancien, favorise l'endormissement et rajeunit le visage.

**SA PLUS GRANDE EFFICACITÉ EN CAS DE :**

- aérophagie
- météorisme
- spasmes

**EN TANT QUE :**

- carminatif
- stomachique

**RECOMMANDÉE EN CAS DE :**

- fausse angine de poitrine
- asthme
- constipation
- lumbago
- rhumatismes

**Mise en garde :** *Pimpinella anisum* ne peut être utilisée longtemps, car elle agit en tant que stupéfiant et son usage prolongé peut entraîner une congestion cérébrale et une parésie musculaire.

## ARMOISE
*Artemisia vulgaris*

**Famille :** astéracées
**Origine :** Amérique, Asie septentrionale, Europe
**Fragrance :** un peu épicée
**Usages :** diffusion, massage, compresse, bain
**Composants principaux :** cinéol, thuyone

*Artemisia vulgaris* est la plante des femmes, mais son emploi en tant qu'huile essentielle est limité à un usage externe, car la présence de thuyone lui confère un pouvoir convulsif. Elle peut être utilisée en massage pour des problèmes de rétention d'eau.

**SA PLUS GRANDE EFFICACITÉ EN CAS DE :**
- troubles menstruels
- syndrome prémenstruel : rétention d'eau, prise de poids

**RECOMMANDÉE EN CAS DE :**
- céphalée
- spasmes

**Mise en garde :** *Artemisia vulgaris* est déconseillée durant la grossesse et l'allaitement, car en massage l'huile essentielle passe dans la peau et le sang.

## Armoise annuelle
*Artemisia annua*

**SA PLUS GRANDE EFFICACITÉ EN TANT QUE :**
- mucolytique

**RECOMMANDÉE EN CAS DE :**
- vers intestinaux (ascaris, ténia)

**Mise en garde :** *Artemisia annua* est neurotoxique et totalement déconseillée aux femmes enceintes et allaitantes, ainsi qu'aux enfants. La prise par voie orale de cette huile essentielle sera faite sous le contrôle d'un spécialiste. Son usage ne peut être prolongé dans le temps.

## Armoise arborescente
*Artemisia arborescens*

**Composants principaux :** chamazulène, monoterpénone

**SA PLUS GRANDE EFFICACITÉ EN CAS DE :**
- allergies
- bronchite asthmatiforme
- dermatose

**RECOMMANDÉE EN CAS DE :**
- inflammation

**EN TANT QUE :**
- antihistaminique

**Mise en garde :** *Artemisia arborescens* est neurotoxique et totalement déconseillée aux femmes enceintes et allaitantes, ainsi qu'aux enfants. La prise de cette huile essentielle par voie orale sera faite sous le contrôle d'un spécialiste. Son usage doit être de courte durée.

## Armoise herbe blanche CT davanone

*Artemisia herba-alba davanonifera*

**RECOMMANDÉE EN CAS DE :**

- bronchite chronique

**Mise en garde :** *Artemisia herba-alba davanonifera* est neurotoxique et totalement déconseillée aux femmes enceintes et allaitantes, ainsi qu'aux enfants. Son usage par voie orale doit être de courte durée.



## Armoise herbe blanche CT thuyone

*Artemisia herba-alba thuyonifera*

**SA PLUS GRANDE EFFICACITÉ EN TANT QUE :**

- stimulant biliaire
- mucolytique

**RECOMMANDÉ EN CAS DE :**

- infection des bronches
- verrues

**Mise en garde :** *Artemisia herba-alba thuyonifera* est neurotoxique et totalement déconseillée aux femmes enceintes et allaitantes, ainsi qu'aux enfants. Son usage par voie orale doit être de courte durée.

## AROLLE

*Pinus cembra*

**Famille :** abiétacées
**Origine :** Alpes, Carpates, Sibérie
**Fragrance :** senteur de résine, fraîche
**Usages :** diffusion, inhalation, massage, compresse, bain
**Composants principaux :** camphène, pinène, acide résinique

*Pinus cembra* est un antiseptique aérien puissant. Cette huile essentielle éloigne également les insectes.

**SA PLUS GRANDE EFFICACITÉ EN CAS DE :**

- bronchite
- laryngite
- pharyngite
- sinusite
- toux

**RECOMMANDÉE EN CAS DE :**
- verrues

**EN TANT QUE :**
- stimulant biliaire

## ASA FÉTIDE

*Ferula asa-foetida*

**Famille :** apiacées
**Origine :** régions tempérées et chaudes, Iran
**Partie utilisée :** gomme oléorésine
**Usages :** parfum, fumigation, baume
**Composants principaux :** composés soufrés

*Ferula asa-foetida* est surtout connue dans certains rites de désenvoûtement comme outil de guérison et de purification des corps et des lieux. Cette huile essentielle est carminative.

**RECOMMANDÉE EN CAS DE :**
- hypertension
- spasmes

**Mise en garde :** *Ferula asa-foetida* ne sera utilisée que par des spécialistes, car elle agit sur les maladies mentales. Elle est déconseillée aux femmes enceintes, allaitantes, ainsi qu'aux enfants de moins de 12 ans.

## AUNÉE

*Inula helenium*

**Famille :** composées-astéracées
**Origine :** Pays-Bas
**Fragrance :** senteur de violette
**Usages :** inhalation, compresse, voie orale
**Composants principaux :** lactone, terpène

À l'état naturel, *Inula helenium* possède des fleurs jaunes qui font songer à de petits soleils, d'où son surnom de « soleil vivace ». Elle pousse sous les aunes qui bordent les rivières. L'huile essentielle est extraite des racines. Outre son action sur les voies respiratoires, elle traite également certains troubles de l'utérus, des voies urinaires et certaines maladies de l'estomac.

**SA PLUS GRANDE EFFICACITÉ :**
- antiseptique pulmonaire
- décongestionne les bronches

**RECOMMANDÉE EN CAS DE :**
- dartre
- entérite
- gastrite
- leucorrhée
- mycose

**Mise en garde:** *Inula helenium* est neurotoxique, son usage par voie orale doit être de courte durée. D'autre part, en application cutanée, cette huile essentielle peut également provoquer des allergies. Il est utile de faire un test de sensibilité avant d'y recourir. Cette huile essentielle est déconseillée aux femmes enceintes, allaitantes, ainsi qu'aux jeunes enfants.

## BALSAMITE

*Chrysanthemum balsamita*

**Famille:** composées-radiées
**Usages:** voie orale, compresse

**SA PLUS GRANDE EFFICACITÉ EN CAS DE:**

- bronchite chronique
- toux quinteuse

**RECOMMANDÉE EN CAS DE:**

- foie paresseux
- digestion laborieuse
- insuffisance biliaire

**Mise en garde:** *Chrysanthemum balsamita* est neurotoxique et abortive, aussi cette huile essentielle est à utiliser avec prudence. Elle est formellement interdite aux femmes enceintes et allaitantes, et déconseillée aux enfants de moins de 12 ans. Son usage doit être très limité dans le temps.

## BASILIC

*Ocimum basilicum*

**Famille:** lamiacées
**Origine:** Afrique, Amérique, Asie, Europe
**Fragrance:** épicée et forte
**Usages:** diffusion, inhalation, massage, compresse, bain, voie orale

**Mise en garde:** L'huile essentielle de basilic est déconseillée pendant la grossesse et l'allaitement, ainsi que pour les enfants de moins de 10 ans. Elle peut être photosensibilisante et provoquer une irritation cutanée.

### Basilic camphré

*Ocimum canum camphoriferum*

**SA PLUS GRANDE EFFICACITÉ EN CAS DE:**

- spasmes
- hypertension artérielle

**RECOMMANDÉE EN CAS DE:**

- problèmes de circulation sanguine

**Mise en garde :** Étant donné le champ d'action d'*Ocimum canum camphoriferum*, cette huile essentielle ne peut être utilisée que sous le contrôle d'un thérapeute. Elle est totalement déconseillée aux femmes enceintes, car elle est abortive. De plus, elle est neurotoxique, aussi un usage prolongé est-il totalement déconseillé, de même qu'un soin sur un enfant.

## Basilic CT thymol

*Ocimum gratissimum thymoliferum*

**SA PLUS GRANDE EFFICACITÉ EN CAS DE :**

- cystite
- entérocolite
- infections

**RECOMMANDÉE EN CAS DE :**

- pneumonie

**Mise en garde :** *Ocimum gratissimum thymoliferum* est dermocaustique ; faites un test de sensibilité avant de l'utiliser. Cette huile essentielle est déconseillée aux femmes enceintes et allaitantes, ainsi qu'aux jeunes enfants. Elle ne peut être prise en usage interne, car elle contient du phénol.

## Basilic européen ou « feuilles de laitue »

*Ocimum basilicum* « feuilles de laitue »

**RECOMMANDÉE EN CAS DE :**

- asthénie, fatigue nerveuse
- ulcères d'estomac
- inflammation de l'utérus
- problèmes de prostate

**Mise en garde :** *Ocimum basilicum* « feuilles de laitue » ne possède pas d'effets secondaires indésirables. Toutefois, il convient de respecter les dosages habituels des huiles essentielles, et la prudence doit toujours être de mise.

## Basilic exotique ou var. basilic

*Ocimum basilicum basilicum*

**Famille :** lamiacées
**Origine :** Comores, Madagascar, Vietnam, Égypte
**Partie utilisée :** sommités florales
**Usages :** massage, compresse, bain, voie orale (sous contrôle thérapeutique)
**Composant principal :** méthylchavicol

*Ocimum basilicum basilicum* décontracte les muscles, diminue les spasmes musculaires. Elle stimule la digestion et le travail du foie et de la bile. Elle combat la douleur et réduit les inflammations.

**SA PLUS GRANDE EFFICACITÉ EN CAS DE:**
- céphalée
- règles douloureuses

**RECOMMANDÉE EN CAS DE:**
- aérophagie, flatulences
- crampes, contractures
- rhumatismes, arthrite, tendinite, polyarthrite rhumatoïde
- spasmophilie, anxiété

**Mise en garde:** *Ocimum basilicum basilicum* est déconseillée aux femmes enceintes et allaitantes, ainsi qu'aux enfants de moins de 10 ans. Utilisée pure sur la peau, elle peut irriter. Il est donc conseillé d'en diluer quelques gouttes dans une huile végétale.



## Basilic «grand vert»

*Ocimum basilicum* «grand vert»

**SA PLUS GRANDE EFFICACITÉ EN CAS DE:**
- spasmes
- colite

**Mise en garde:** Les effets d'*Ocimum basilicum* «grand vert» ne sont pas connus, aussi convient-il d'en faire usage avec prudence.

## BAUME DE COPAÏBA

*Copaifera reticulata*

**Famille:** césalpiniacées
**Origine:** Amérique centrale, Amérique du Sud
**Fragrance:** odeur de baume épicée
**Usages:** diffusion, inhalation, massage, compresse, bain

*Copaifera reticulata* tonifie le système nerveux tout en procurant de la détente.

**SA PLUS GRANDE EFFICACITÉ EN CAS DE:**
- maux de gorge
- pharyngite
- sinusite
- toux grasse

**RECOMMANDÉE EN CAS DE:**
- constipation
- ballonnements

**Mise en garde :** *Copaifera reticulata* est déconseillée aux femmes enceintes, allaitantes, ainsi qu'aux enfants de moins de 10 ans. Elle n'entraîne toutefois pas d'effets indésirables.

## BAUME DE TOLU

*Myroxylon balsamum*

**Famille :** papilionacées
**Origine :** Colombie
**Fragrance :** arôme de vanille
**Usages :** inhalation, massage, voie orale

La résine de *Myroxylon balsamum* provient d'un sapin d'Amérique du Sud. Elle est parfaite pour traiter le rhume, la bronchite et la toux sous forme d'inhalation.

*Myroxylon balsamum* a une action sur les inflammations urinaires telles les cystites ou les urétrites. Cette huile essentielle facilite l'évacuation des mucosités bronchiques.

### SA PLUS GRANDE EFFICACITÉ EN CAS DE :

- eczéma
- escarres

### RECOMMANDÉ EN CAS DE :

- bronchite chronique
- laryngite

**Mise en garde :** *Myroxylon balsamum* ne peut être utilisée que sur une courte période de temps. Elle est déconseillée aux femmes enceintes, allaitantes, ainsi qu'aux enfants de moins de 12 ans.

## BAUME DU PÉROU

*Myroxylon balsamum pereirae*

**Famille :** papilionacées
**Origine :** San Salvador
**Partie utilisée :** oléorésine
**Usages :** externe principalement, massage

*Myroxylon balsamum pereirae* apaise les douleurs rhumatismales et, appliquée sur la partie supérieure des poumons, elle calme la toux.

### SA PLUS GRANDE EFFICACITÉ EN CAS DE :

- bronchite, toux
- dermatite
- escarres
- inflammation du mamelon

**Mise en garde :** *Myroxylon balsamum pereirae* peut provoquer des allergies. Faites un test de sensibilité. Cette huile essentielle ne convient pas aux femmes enceintes, allaitantes, ainsi qu'aux enfants de moins de 10 ans.

## BAY
*Pimenta acris*

**Famille :** myrtacées
**Origine :** Asie, Antilles
**Fragrance :** arôme de girofle
**Usages :** diffusion, massage, bain, soins capillaires

**SA PLUS GRANDE EFFICACITÉ EN CAS DE :**
- surmenage

**RECOMMANDÉE EN CAS DE :**
- grippe
- pharyngite

**Mise en garde :** Vérifiez lors de l'achat la pureté de *Pimenta acris* ; bien souvent, elle est mélangée à des éléments synthétiques. *Pimenta acris* est déconseillée aux enfants et aux femmes enceintes et allaitantes. Elle peut irriter les muqueuses et la peau, avec également un risque de photosensibilisation. Diluez-la selon ce qui est prescrit lorsque vous l'utiliserez pour un massage.



## Pimenta dioica

**SA PLUS GRANDE EFFICACITÉ EN CAS DE :**
- amygdalite
- infections diverses
- problèmes de peau : acné
- virus

**RECOMMANDÉE EN CAS DE :**
- dysenterie amibienne
- hépatite virale
- paludisme
- urétrite

**Mise en garde :** *Pimenta dioica* ne doit pas être confondue avec le bay-run. Cette huile essentielle ne possède pas d'effets indésirables connus. Vous aurez peut-être quelque difficulté à vous la procurer en pharmacie. Vous la trouverez en vente soit dans des boutiques spécialisées, soit sur des sites Internet.

## BAY SAINT-THOMAS

**Bois d'Inde**

*Pimenta racemosa*

**Origine :** Antilles, Amérique centrale
**Parties utilisées :** fruits, feuilles
**Usage :** soins capillaires
**Composants principaux :** eugénol, chavicol, myrcène, etc.

*Pimenta racemosa* sera surtout utilisée pour les soins capillaires et dans la composition de parfums naturels.

**SA PLUS GRANDE EFFICACITÉ :**

- facilite la repousse

**EN CAS DE :**

- pellicules
- problèmes de cheveux : fins, gras

**Mise en garde :** *Pimenta racemosa* est légèrement toxique. Ne l'utilisez qu'en soins externes, de préférence en soins capillaires, bien qu'elle puisse avoir une action sur les douleurs musculaires.

## BENJOIN

*Styrax tonkinensis*

**Famille :** styracacées
**Origine :** Malaisie, Thaïlande, Vietnam
**Fragrance :** arôme de vanille
**Partie utilisée :** baume
**Usages :** diffusion, massage, bain, soins capillaires
**Composants principaux :** benzoate de coniféryle, acide benzoïque, vanilline, cinnamate de benzyle

*Styrax tonkinensis* fixe les constituants des crèmes et des pommades « faites maison ». Cette huile essentielle élimine champignons et bactéries à l'origine des infections cutanées.

**SA PLUS GRANDE EFFICACITÉ :**

- favorise la cicatrisation

**EN CAS DE :**

- dermatite
- urticaire

**Mise en garde :** *Styrax tonkinensis* sera surtout utilisée en usage externe mélangée dans une huile de massage ou dans des crèmes de beauté.

# BENJOIN DE SUMATRA

*Styrax benzoe*

**Famille :** styracacées

*Styrax benzoe* est beaucoup utilisée en parfumerie.

**RECOMMANDÉE EN CAS DE :**

- difficulté à cicatriser
- ulcères

**Mise en garde :** Les effets secondaires de *Styrax benzoe* ne sont pas connus. D'autres huiles essentielles seront plus efficaces pour traiter les symptômes mentionnés ci-dessus.



# BERGAMOTIER

**« zestes de bergamote »**

*Citrus bergamia*

**Famille :** rutacées
**Origine :** Afrique, Europe méridionale
**Fragrance :** citronnée, d'une grande finesse
**Partie utilisée :** zeste
**Usages :** diffusion, sauna, massage, compresse, bain, voie orale
**Composants principaux :** acétate de lynalile, limonène, pinène, nérol, géraniol

*Citrus bergamia* calme les spasmes. Elle est digestive et favorise l'expulsion des gaz. Elle a un effet légèrement laxatif. Elle calme les nerfs.

**SA PLUS GRANDE EFFICACITÉ :**

- favorise le sommeil des petits

**EN CAS DE :**

- problèmes de peau : acné, eczéma, psoriasis
- stress, anxiété

**RECOMMANDÉE EN CAS DE :**

- aérophagie, flatulences
- crampes, contractures
- rhumatismes, arthrite, tendinite, polyarthrite rhumatoïde
- spasmophilie, anxiété

**Mise en garde :** *Citrus bergamia* a un effet photosensibilisant ; ne pas s'exposer au soleil durant l'application. Cette huile essentielle est déconseillée aux femmes enceintes, allaitantes, ainsi qu'aux enfants de moins de 10 ans.

## BOIS DE ROSE

*Aniba rosaeodora* var. *amazonica*

**Famille :** lauracées
**Origine :** Brésil
**Partie utilisée :** bois
**Usages :** massage, bain, voie orale
**Composants principaux :** linalol, terpinéol, géraniol

*Aniba rosaeodora* var. *amazonica* combat très efficacement les bactéries, les virus, tout en stimulant le système immunitaire. Cette variété de bois de rose annihile les parasites et les champignons.

### SA PLUS GRANDE EFFICACITÉ EN CAS DE :

- bronchite, grippe, rhino-pharyngite
- infections gynécologiques : leucorrhée, vaginite
- infection urinaire : cystite
- traitement des infections broncho-pulmonaires chez les enfants

### RECOMMANDÉE EN CAS DE :

- mycoses cutanées
- mycoses gynécologiques
- surmenage, fatigue nerveuse

*Aniba rosaeodora* var. *amazonica* n'entraîne pas d'effets indésirables connus.

## Aniba parviflora

**Famille :** lauracées
**Origine :** Guyane
**Usage :** voie orale

### SA PLUS GRANDE EFFICACITÉ :

- tue les bactéries

### RECOMMANDÉE EN CAS DE :

- mycose
- surmenage

**Mise en garde :** *Aniba parviflora* n'entraîne aucun effet secondaire. Cette huile essentielle est même utilisée pour traiter les infections bronchiques chez les bébés. Bien entendu, cela doit impérativement se faire sous le contrôle d'un spécialiste.

# BOLDO

*Boldea fragrans*

**Famille :** monimiacées
**Origine :** Chili
**Partie utilisée :** feuille
**Usages :** massage, voie orale
**Composants principaux :** paracymène, limonène, 1,8 cinéol

*Boldea fragrans* est un excellent antiparasitaire. N'excédez pas 4 gouttes au total par jour durant un maximum d'une semaine.

**RECOMMANDÉE EN CAS DE :**

- candidose vaginale
- mycose vaginale
- vers intestinaux (ascaris, etc.)

**Mise en garde :** *Boldea fragrans* ne pourra être utilisée que durant un court laps de temps, car cette huile essentielle est neurotoxique et abortive. Elle est totalement déconseillée aux femmes enceintes et allaitantes, ainsi qu'aux enfants.

# BOULEAU JAUNE

*Betula alleghaniensis*

**Famille :** bétulacées
**Origine :** Amérique du Nord
**Parties utilisées :** écorce, bois distillé
**Usage :** massage localisé
**Composants principaux :** salicylate de méthyle (99 %)

*Betula alleghaniensis* calme les rhumatismes, l'arthrite, la goutte. Elle est efficace en cas de rétention d'eau ou d'excès de cholestérol.

**SA PLUS GRANDE EFFICACITÉ EN CAS DE :**

- épicondilyte
- spasmes

**Mise en garde :** *Betula alleghaniensis* n'entraîne pas d'effets indésirables. Toutefois, comme pour toute huile essentielle, son usage durant la grossesse, de même que durant l'allaitement, doit être fait sous contrôle médical.

# BUCHU

## Buchu (espèce de)

*Agathosma crenulata*

**Famille :** rutacées
**Origine :** Afrique du Sud
**Partie utilisée :** feuille
**Usage :** sous le contrôle d'un spécialiste
**Composants principaux :** cétones

*Agathosma crenulata* calme l'inflammation et possède de bonnes propriétés antiseptiques en cas d'infections urinaires.

**RECOMMANDÉE EN CAS DE :**
- catarrhe
- bronches encombrées
- bronchite asthmatiforme

**Mise en garde :** *Agathosma crenulata* est neurotoxique et abortive. Son usage ne peut être prolongé dans le temps et est totalement déconseillé aux femmes enceintes, aux femmes allaitantes, ainsi qu'aux enfants de moins de 12 ans. Préférez à cette huile essentielle l'espèce *Agathosma betulina*, plus efficace, mais également neurotoxique et abortive.

## Buchu ou Bucco

*Agathosma betulina*
*Barosma betulina*

**SA PLUS GRANDE EFFICACITÉ :**
- dégage les bronches

**EN CAS DE :**
- bronchite asthmatiforme
- catarrhe

**Mise en garde :** *Agathosma betulina* est neurotoxique et abortive. Son usage ne peut être de longue durée et est totalement déconseillé aux femmes enceintes, allaitantes, ainsi qu'aux enfants de moins de 12 ans.

# CABREUVA

*Myrocarpus fastigiatus*

**Famille :** papilionacées
**Origine :** Argentine, Brésil
**Partie utilisée :** bois
**Usages :** massage, voie orale
**Composants principaux :** nérolidol (80 %), farnésol

**SA PLUS GRANDE EFFICACITÉ EN CAS DE :**
- grande fatigue

**RECOMMANDÉE EN CAS DE :**

- polyarthrite rhumatoïde

**Mise en garde :** *Myrocarpus fastigiatus* est déconseillée aux femmes et aux enfants.

## CAJEPUT

*Melaleuca leucadendra*

**Famille :** myrtacées
**Origine :** Indochine, Java, Malaisie, Moluques
**Fragrance :** évoque l'eucalyptus en moins puissant
**Usages :** diffusion, inhalation, massage, bain, soins capillaires
**Composants principaux :** 1,8 cinéol, a-terpinéol, viridiflorol



*Melaleuca leucadendra* a des vertus antibactériennes. Elle agit en tant qu'antiseptique sur les poumons, les intestins et les voies urinaires. En voie orale, elle a une action sur le pityriasis et le psoriasis (2 gouttes, 4 fois par jour).

**SA PLUS GRANDE EFFICACITÉ EN CAS DE :**

- pellicules
- problèmes cutanés : acné, eczéma
- spasmes
- ténia
- troubles gastro-intestinaux

**RECOMMANDÉE EN CAS DE :**

- congestion veineuse
- douleurs musculaires
- insuffisance du foie
- maux de dents

**Mise en garde :** *Melaleuca leucadendra* ne possède pas d'effets indésirables. Toutefois, respectez le dosage classique des huiles essentielles lors d'une prise par voie interne. Il est possible que vous ayez quelque difficulté à vous procurer *Melaleuca leucadendra* en pharmacie.

## Melaleuca cajeputii

**SA PLUS GRANDE EFFICACITÉ EN CAS DE :**

- herpès génital

**EN TANT QUE :**

- expectorant bronchique

**RECOMMANDÉE EN CAS DE :**

- hémorroïdes

**Mise en garde :** *Melaleuca cajeputii* est neurotoxique et abortive. Son usage ne peut être prolongé dans le temps et est totalement déconseillé aux femmes enceintes, allaitantes, ainsi qu'aux enfants de moins de 12 ans.

## CALAMENT SYLVESTRE ou OFFICINAL

*Calamintha sylvatica*

**Famille :** lamiacées
**Origine :** montagnes calcaires en Europe et en Orient
**Fragrance :** arôme de mélisse et de menthe
**Partie utilisée :** tige fleurie
**Usages :** diffusion, inhalation, massage, bain, soins capillaires
**Composants principaux :** époxypulégone, époxypipéritone, pulégone, pipéritone

### SA PLUS GRANDE EFFICACITÉ EN CAS DE :

- mycose

### EN TANT QUE :

- expectorant bronchique

### RECOMMANDÉE EN CAS DE :

- grande fatigue de fond

**Mise en garde :** *Calamintha sylvatica* est neurotoxique et abortive. Son usage ne peut être prolongé et elle est totalement déconseillée aux femmes enceintes, allaitantes, ainsi qu'aux enfants de moins de 12 ans. L'espèce *Calamintha nepeta* (petit calament de montagne) est très dangereuse et totalement déconseillée aux non-professionnels. Cette dernière agit sur la thyroïde et sur les mycoses pulmonaires. Pour combattre votre fatigue, préférez une huile essentielle moins dangereuse que *Calamintha sylvatica*.

## CAMOMILLE

### Camomille allemande ou matricaire

*Matricaria recutita*

**Famille :** astéracées
**Origine :** Asie septentrionale, bassin méditerranéen, Europe
**Fragrance :** douce, épicée
**Usages :** diffusion, inhalation, massage, bains, soins capillaires

### RECOMMANDÉE EN CAS DE :

- eczéma
- inflammation
- spasmes

*Matricaria recutita* n'entraîne aucun effet indésirable.

## Camomille du Maroc

*Ormenis mixta ou multicola*

**Famille :** astéracées
**Origine :** Afrique du Nord
**Partie utilisée :** sommités florales
**Usages :** massage, voie orale
**Composants principaux :** monoterpène, 1,8 cinéol, camphre, alcool

**SA PLUS GRANDE EFFICACITÉ :**
- élimine les bactéries

**EN CAS DE :**
- colite colibacillaire
- dépression nerveuse

*Ormenis mixta* ou *multicola* n'entraîne aucun effet indésirable.



## Camomille noble ou romaine

*Chamaemelum nobile*

**Famille :** astéracées
**Origine :** Europe
**Partie utilisée :** herbe fleurie
**Usages :** massage, voie orale
**Composants principaux :** angélate d'isobutyle, pinocarvone, lactone

*Chamaemelum nobile* combat les inflammations, les allergies. Sur le plan digestif, elle favorise l'élimination des gaz intestinaux et augmente la sécrétion de bile. Cette huile essentielle est très utile en cas de choc émotionnel ou nerveux, car elle apaise et endort légèrement. Elle peut être utilisée en préparation anesthésique à la suite d'un choc opératoire.

**SA PLUS GRANDE EFFICACITÉ EN CAS DE :**
- asthme nerveux
- choc nerveux
- eczéma, psoriasis, acné, dermatite, couperose
- insomnie
- parasitoses intestinales : ascaris, oxyures
- parasitose : lamblia, ankylostome

**RECOMMANDÉE EN CAS DE :**
- inflammation

**Mise en garde :** *Chamaemelum nobile* ne peut être employée durant la grossesse et l'allaitement. Utilisée pure sur la peau, elle peut irriter. Il est donc conseillé d'en diluer quelques gouttes dans une huile végétale avant l'application. *Chamaemelum nobile* ne possède aucun autre effet indésirable.

## CAMPHRIER ou LAURIER DU JAPON

*Cinnamomum camphora* var. *glavescens Hayata*

**Famille :** lauracées
**Origine :** Afrique orientale, Chine méridionale, Formose, Japon méridional, Sri Lanka
**Fragrance :** puissamment épicée
**Partie utilisée :** feuille
**Usages :** diffusion, massage

**SA PLUS GRANDE EFFICACITÉ EN CAS DE :**

- infection du système digestif
- infection du système urogénital
- infection respiratoire
- mycose

**RECOMMANDÉE EN CAS DE :**

- asthénie

**EN TANT QUE :**

- tonique général

**Mise en garde :** *Cinnamomum camphora* var. *glavescens Hayata* est toxique à hautes doses. Son usage est déconseillé aux femmes enceintes, allaitantes, ainsi qu'aux enfants de moins de 12 ans.

## CANANGA

*Cananga odorata macrophylla*

**Famille :** annonacées
**Origine :** Inde, Indonésie, Birmanie
**Fragrance :** douce, senteur épicée de jasmin
**Partie utilisée :** fleur
**Usages :** diffusion, massage, bain, voie orale
**Composants principaux :** 55 % de linalol, 10 % d'acétate de benzyle, acétate de géranyle, p-crésol méthyléther à 15 %

*Cananga odorata macrophylla* est une huile essentielle principalement utilisée en cosmétique et en parfumerie.

**SA PLUS GRANDE EFFICACITÉ :**

- régulateur du système nerveux orthosympathique et parasympathique

**RECOMMANDÉE EN CAS DE :**

- hypertension artérielle

**Mise en garde :** *Cananga odorata macrophylla* n'entraîne aucun effet indésirable ; son usage par voie orale doit être réservé au spécialiste.

# CANNELIER

**Cannelier « écorces de cannelle du Vietnam »**

*Cinnamomum loureirii*

**Usage :** externe uniquement

**SA PLUS GRANDE EFFICACITÉ EN CAS DE :**

- amibiase
- fièvre tropicale
- infection tropicale

**EN TANT QUE :**

- antiparasitaire général

**RECOMMANDÉE EN CAS DE :**

- asthénie

**EN TANT QUE :**

- tonique général

**Mise en garde :** Utilisée pure sur la peau, *Cinnamomum loureirii* peut irriter. Il est donc conseillé d'en diluer quelques gouttes dans une huile végétale. Cette huile essentielle est déconseillée aux femmes enceintes ainsi qu'aux enfants de moins de 12 ans. Vous aurez peut-être de la difficulté à vous procurer cette huile essentielle en pharmacie.



## Cannelier de Ceylan CT eugénol

*Cinnamomum verum eugenoliferum*

**Famille :** lauracées
**Origine :** Sri Lanka
**Partie utilisée :** feuille
**Usages :** massage, voie orale
**Composants principaux :** 70 à 85 % d'eugénol

*Cinnamomum verum eugenoliferum* stimule les défenses immunitaires. C'est un bon antiparasitaire.

**SA PLUS GRANDE EFFICACITÉ EN CAS DE :**

- bronchite sévère
- entérocolite
- pharyngite

**RECOMMANDÉE EN CAS DE :**

- affaiblissement du système immunitaire
- salpingite

**Mise en garde :** Utilisée pure sur la peau, *Cinnamomum verum eugenoliferum* peut irriter. Il est donc conseillé d'en diluer quelques gouttes dans une huile végétale.

## Cannelier de Chine

*Cinnamomum cassia*

**Famille :** lauracées
**Origine :** Chine, île Maurice, Seychelles, Sri Lanka
**Fragrance :** épicée, chaude
**Partie utilisée :** rameau feuillé
**Usages :** diffusion, massage, voie orale
**Composants principaux :** cinnamaldéhyde (65 à 75 %), cymène, eugénol

*Cinnamomum cassia* possède un puissant pouvoir antiseptique à large spectre ; elle détruit très efficacement de nombreux champignons, bactéries, parasites. Elle favorise et régularise la menstruation, et fluidifie le sang. La cannelle est connue en tant que tonique sexuel.

**SA PLUS GRANDE EFFICACITÉ EN CAS DE :**
- amibiase
- diarrhée, dysenterie
- thyphus

**EN TANT QUE :**
- antiseptique

**RECOMMANDÉE EN CAS DE :**
- bronchite
- cystite
- forte grippe
- impuissance masculine
- vaginite leucorrhéique

**Mise en garde :** *Cinnamomum cassia* est déconseillée aux femmes enceintes, allaitantes, ainsi qu'aux enfants de moins de 12 ans. Appliquée sur la peau, *Cinnamomum cassia* provoque immédiatement une importante vasodilatation.

## CARDAMOME

*Elettaria cardamomum*

**Famille :** zingibéracées
**Origine :** Chine, Indochine, Java, Sri Lanka
**Fragrance :** épicée, chaude, sucrée
**Partie utilisée :** fruit
**Usages :** diffusion, massage, bain, voie orale
**Composants principaux :** cinéol, terpinéol, zingibérène

**SA PLUS GRANDE EFFICACITÉ EN CAS DE :**
- bronchite catarrhale
- colite avec spasmes
- gaz intestinaux

**EN TANT QUE :**
- expectorant

*Elettaria cardamomum* n'entraîne pas d'effets indésirables.

# CAROTTE CULTIVÉE

*Daucus carota sativa*

**Famille :** ombellifères
**Origine :** monde entier
**Fragrance :** épicée, chaude
**Partie utilisée :** graine
**Usages :** diffusion, massage, bain, voie orale
**Composants principaux :** acide acétique, bêta-carotène, pinène, terpinéol...

**SA PLUS GRANDE EFFICACITÉ :**

- régénération des cellules hépatiques

**RECOMMANDÉE EN CAS DE :**

- faiblesse du foie
- ulcère de la jambe

*Daucus carota sativa* n'entraîne pas d'effets indésirables.



# CARVI

*Carum carvi*

**Famille :** ombellifères
**Origine :** Europe, certaines régions d'Asie
**Fragrance :** épicée, chaude
**Partie utilisée :** graine
**Usages :** diffusion, massage, voie orale
**Composants principaux :** carvone (cétones), carvarol, limonène

**SA PLUS GRANDE EFFICACITÉ EN CAS DE :**

- bronchite

**EN TANT QUE :**

- expectorant

**RECOMMANDÉE EN CAS DE :**

- céphalée
- coliques
- insuffisance du foie et de la bile
- maux de dents
- troubles digestifs

**Mise en garde :** *Carum carvi* est neurotoxique et abortive. Son usage ne peut être prolongé dans le temps et est totalement déconseillé aux femmes enceintes ainsi qu'aux enfants de moins de 12 ans.

## CATAIRE CITRONNÉE

*Nepeta cataria citriodora*

**Famille :** lamiacées
**Origine :** France
**Partie utilisée :** fleur, feuille
**Usages :** massage, bain
**Composants principaux :**
monoterpénol (60 à 90 %), ester terpinéol, monoterpénal (10 à 15 %)

**SA PLUS GRANDE EFFICACITÉ EN CAS DE :**

- dépression nerveuse

**RECOMMANDÉE EN CAS DE :**

- inflammation
- herpès

**Mise en garde :** Les effets indésirables de *Nepeta cataria citriodora* ne sont pas connus. Elle est donc déconseillée aux femmes enceintes, allaitantes, ainsi qu'aux enfants de moins de 12 ans.

## CÉDRATIER

**« zeste de cédrat »**

*Citrus medica*

**Famille :** rutacées
**Origine :** bassin méditerranéen, Chine méridionale, Europe méridionale, Inde
**Fragrance :** fruitée, âpre
**Partie utilisée :** zeste
**Usages :** diffusion, inhalation, massage, bain

**SA PLUS GRANDE EFFICACITÉ :**

- contribue au travail de l'estomac

**RECOMMANDÉE EN CAS DE :**

- cellulite
- infection grippale

**Mise en garde :** *Citrus medica* a des effets photosensibilisants ; ne vous exposez pas au soleil après un soin externe tel un massage ou une application sur le visage.

# CÈDRE

## Cèdre de l'Atlantique ou de l'Atlas

*Cedrus atlantica*

**Famille :** abiétacées
**Origine :** Afrique du Nord, Amérique du Nord, Amérique centrale, Europe méridionale
**Fragrance :** épicée, boisée
**Partie utilisée :** bois broyé
**Usages :** diffusion, massage, soins capillaires

**SA PLUS GRANDE EFFICACITÉ EN CAS DE :**
- cellulite

**RECOMMANDÉE EN CAS DE :**
- athérosclérose
- rétention d'eau
- vieillissement des artères

**Mise en garde :** *Cedrus atlantica* est une huile essentielle neurotoxique et abortive : son usage doit être limité dans le temps. Elle est déconseillée aux femmes enceintes, allaitantes, ainsi qu'aux enfants de moins de 12 ans.



## Cèdre de l'Himalaya

*Cedrus deodora*

**SA PLUS GRANDE EFFICACITÉ :**
- tonifie la lymphe

**EN CAS DE :**
- cellulite

**RECOMMANDÉE EN CAS DE :**
- rétention d'eau

**Mise en garde :** *Cedrus deodora* est une huile essentielle neurotoxique et abortive : son usage doit être limité dans le temps. Déconseillée aux femmes enceintes, allaitantes, ainsi qu'aux enfants de moins de 12 ans.

# CÉLÉRI CULTIVÉ ou ODORANT

*Apium graveolens*

**Famille :** apiacées
**Origine :** Europe
**Partie utilisée :** graine, tige, racine, feuille
**Usages :** massage, bain
**Composants principaux :** limonène, phtalide

*Apium graveolens* est sensationnelle contre les engelures.

**SA PLUS GRANDE EFFICACITÉ :**
- élimine les toxines
- nettoie le foie : congestion hépatique, jaunisse

**EN CAS DE :**
- acide urique

**RECOMMANDÉE EN CAS DE :**
- cystite
- règles douloureuses

**Mise en garde :** Les effets secondaires de *Apium graveolens* ne sont pas connus. Elle est donc déconseillée aux femmes enceintes, allaitantes, ainsi qu'aux enfants de moins de 12 ans.

## CHANVRE DOUX
*Cannabis sativa*

**Usages :** diffusion, massage, soins capillaires

**SA PLUS GRANDE EFFICACITÉ :**
- calme l'inflammation tant gastrique que respiratoire

**Mise en garde :** Les effets secondaires de *Cannabis sativa* ne sont pas connus. Elle est donc déconseillée aux femmes enceintes, allaitantes, ainsi qu'aux enfants de moins de 12 ans.

## CISTE LADANIFÈRE
*Cistus ladaniferus*

**Famille :** cistacées
**Origine :** pourtour méditerranéen
**Partie utilisée :** tige feuillée
**Usages :** massage, bain, voie orale (sous contrôle thérapeutique, car cette huile essentielle agit sur les affections nerveuses et immunes)
**Composants principaux :** pinène, camphène, sabinène, bornéol, terpinéol, linalol (plus de 170 composants)

*Cistus ladaniferus* combat les virus et rétablit le bon fonctionnement du système immunitaire. Elle équilibre le système nerveux parasympathique et peut être utilisée en tant que cicatrisant.

**SA PLUS GRANDE EFFICACITÉ EN CAS DE :**
- coupure, plaie infectée
- polyarthrite rhumatoïde
- rougeole
- sclérose en plaques
- varicelle
- vieillissement cutané et rides
- virus

**RECOMMANDÉE EN CAS DE :**
- artérite
- frigidité
- hémorragie

**Mise en garde :** *Cistus ladaniferus* doit être utilisé uniquement par voie externe. Il faut impérativement s'adresser à un spécialiste en cas de maladie grave. *Cistus ladaniferus* est également déconseillée aux femmes enceintes, allaitantes, ainsi qu'aux enfants de moins de 12 ans.

# CITRONNELLE

## Citronnelle de Ceylan

*Cymbopogon nardus*

**Famille :** graminées
**Origine :** Guyane, Java, Nouvelle-Guinée, Seychelles, Sri Lanka
**Fragrance :** acide, âpre
**Partie utilisée :** herbe
**Usages :** diffusion, inhalation, massage, bain, bain de pieds

**SA PLUS GRANDE EFFICACITÉ :**
- calme les spasmes

**EN CAS DE :**
- douleurs pelviennes

**RECOMMANDÉE EN CAS DE :**
- démangeaisons dues aux piqûres d'insectes



*Cymbopogon nardus* n'entraîne aucun effet indésirable. En diffusion, cette huile essentielle éloigne les moustiques.

## Citronnelle de Java

*Cymbopogon winterianus*

**SA PLUS GRANDE EFFICACITÉ :**
- réduit les inflammations
- combat les rhumatismes

*Cymbopogon winterianus* n'entraîne aucun effet indésirable.

# CITRONNIER

## Citronnier « zeste de citron »

*Citrus limon*

**Famille :** rutacées
**Origine :** Amérique du Sud, Californie, Asie
**Parties utilisées :** zeste, feuille
**Usages :** diffusion, massage, bain
**Composants principaux :** limonène, terpinène, paracymène

*Citrus limon* tue les bactéries et combat les virus. Tonique digestif, elle élimine les gaz intestinaux tout en exerçant une fonction dépurative.

**SA PLUS GRANDE EFFICACITÉ :**
- combat les streptocoques

**EN CAS DE :**
- bactéries
- couperose
- fatigue du foie et du pancréas
- hémorroïdes
- phlébite, stase veineuse

**EN TANT QUE :**
- désinfectant atmosphérique

**RECOMMANDÉE EN CAS DE :**
- drainage lymphatique
- furonculose, herpès, verrues
- obésité

**Mise en garde :** *Citrus limon* ne peut être utilisée pure sur la peau. Ne vous exposez pas au soleil après son application. *Citrus limon* est déconseillée aux femmes enceintes, allaitantes, ainsi qu'aux enfants de moins de 12 ans.

## Citronnier « zeste de combava » ou « petit-grain combava »

*Citrus hystrix*

**Partie utilisée :** le zeste pour la variété « zeste de combava », la feuille pour la variété « petit-grain combava »
**Usages :** massage, bain, voie orale
**Composants principaux :** pinène, caryophyllène, aldéhyde, citronnellal

*Citrus hystrix* « zeste de combava » est utilisée principalement pour stimuler les fonctions biliaires.

**SA PLUS GRANDE EFFICACITÉ EN CAS DE :**
- atonie biliaire

**Mise en garde :** *Citrus hystrix* « zeste de combava » ne peut être utilisée pure sur la peau. Ne vous exposez pas au soleil après son application. *Citrus hystrix* est déconseillée aux femmes enceintes, allaitantes, ainsi qu'aux enfants de moins de 10 ans.

*Citrus hystrix* « petit-grain combava » possède une action thérapeutique plus étendue. En voie interne, elle a une action sédative.

**SA PLUS GRANDE EFFICACITÉ EN CAS DE :**
- arthrite
- insomnie
- rhumatismes

**Mise en garde :** *Citrus hystrix* « petit-grain combava » ne peut être utilisée pure sur la peau. Ne vous exposez pas au soleil après son application. Elle est déconseillée aux femmes enceintes, allaitantes, ainsi qu'aux enfants de moins de 10 ans.

# CLOCIMUM

*Ocimum gratissimum eugenoliferum*

**Partie utilisée :** plante
**Usages :** principalement en massage, bain

*Ocimum gratissimum eugenoliferum* est une variété de basilic. Pour des traitements identiques, d'autres huiles essentielles seront peut-être plus efficaces.

**RECOMMANDÉE EN CAS DE :**

- arthrose cervicale
- arthrose lombaire
- parasites intestinaux

**Mise en garde :** *Ocimum gratissimum eugenoliferum* est dermocaustique ; ne pas l'utiliser pure. Mélangez-la à une huile végétale. Par prudence, elle est déconseillée aux femmes enceintes, allaitantes, ainsi qu'aux enfants de moins de 10 ans.



# COPAHIER

**« baume de Capaïba » ou « baume de Copahu »**

*Copaifera officinalis*

**Famille :** césalpinacées
**Origine :** Afrique occidentale, Amazonie
**Partie utilisée :** oléorésine
**Usages :** massage, bain
**Composants principaux :** résine, sesquiterpène

*Copaifera officinalis* a des propriétés anti-inflammatoires, antidouleur. Cette huile essentielle peut constituer une base pour un mélange d'huiles essentielles antirhumatismales. Elle stimule également la circulation des petits vaisseaux capillaires.

**SA PLUS GRANDE EFFICACITÉ EN CAS DE :**

- inflammation (notamment de la bouche et de la gorge)
- urétrite

**RECOMMANDÉE EN CAS DE :**

- infection pulmonaire

**Mise en garde :** Les effets secondaires de *Copaifera officinalis* ne sont pas connus, aussi est-il vivement recommandé de faire un test de sensibilité. Elle est déconseillée en cas de grossesse, en période d'allaitement ainsi aux enfants de moins de 12 ans.

## CORIANDRE DOUCE

*Coriandrum sativum*

**Famille :** ombellifères
**Origine :** Afrique du Nord, Amérique du Sud, Europe méridionale, Proche-Orient, Russie
**Fragrance :** suave, fleurie
**Partie utilisée :** graine
**Usages :** diffusion, massage, bain, voie orale
**Composants principaux :** linalol, terpinène, camphre, acétate de géranyle

Distillée à partir des graines, *Coriandrum sativum* combat les bactéries, les champignons, ainsi que les virus. Elle calme et apaise. (Attention, *Coriandrum sativum* distillée à partir des fruits mûrs et secs est un euphorisant qui combat la fatigue générale.)

### SA PLUS GRANDE EFFICACITÉ EN CAS DE :

- ballonnements, gaz
- colique
- fatigue générale

### RECOMMANDÉE EN CAS DE :

- infection des voies digestives
- infection des voies respiratoires
- troubles du sommeil

**Mise en garde :** Si *Coriandrum sativum* n'entraîne pas d'effets indésirables connus, elle est toutefois déconseillée en cas de grossesse, durant la période d'allaitement, ainsi qu'aux enfants de moins de 10 ans.

## CRITHME MARINE OU CHRISTE MARINE

*Crithmum maritimum*

**Famille :** apiacées
**Origine :** côtes atlantiques et méditerranéennes
**Partie utilisée :** aérienne
**Usage :** massage
**Composants principaux :** crithmène, thymol méthyléther, apiol, coumarine

### RECOMMANDÉE EN CAS DE :

- cellulite

**Mise en garde :** Les effets secondaires de *Crithmum maritimum* ne sont pas connus. Elle est donc déconseillée aux femmes enceintes, allaitantes, ainsi qu'aux enfants de moins de 12 ans.

## CUBÈBE

*Piper cubeba*

**Famille :** pipéracées
**Origine :** Indonésie, Réunion
**Fragrance :** piquante, chaude
**Partie utilisée :** baie non mûre
**Usages :** diffusion, massage, bain, préparation alimentaire
**Composants principaux :** caryophyllène, copaène, cubébène, cubébol, terpinéol

**SA PLUS GRANDE EFFICACITÉ EN CAS DE :**

- cystite
- leucorrhée
- urétrite

**RECOMMANDÉE EN CAS DE :**

- bronchite
- sinusite
- toux

**Mise en garde :** *Piper cubeba* ne peut être utilisée que pendant un temps très court. Au-delà, son utilisation est dangereuse. Cette huile essentielle est déconseillée aux femmes enceintes, allaitantes, ainsi qu'aux enfants de moins de 12 ans.

## CUMIN

*Cuminum cyminum*

**Famille :** apiacées
**Origine :** Inde, Europe méditerranéenne
**Partie utilisée :** fruit
**Usage :** voie orale principalement

**SA PLUS GRANDE EFFICACITÉ :**

- calme les nerfs
- élimine les gaz

**RECOMMANDÉE EN CAS DE :**

- douleurs gastriques

**Mise en garde :** *Cuminum cyminum* est dermocaustique ; ne vous exposez pas au soleil après une utilisation externe. Cette huile essentielle est déconseillée aux femmes enceintes, allaitantes, ainsi qu'aux enfants de moins de 12 ans.

## CURCUMA
*Curcuma longa*

**Famille :** zingibéracées
**Origine :** Asie du Sud-Est, Indonésie
**Partie utilisée :** rhizome
**Usage :** voie orale
**Composants principaux :**
sesquiterpène, cétones

*Curcuma longa* stimule le travail hépatobiliaire. Elle est également indiquée lors de lithiase.

**RECOMMANDÉE EN CAS DE :**
- foie paresseux

**Mise en garde :** *Curcuma longa* ne peut être utilisée que pendant un temps très court. Cette huile essentielle est neurotoxique et abortive. Elle est totalement déconseillée aux femmes enceintes, allaitantes, ainsi qu'aux enfants de moins de 12 ans.

## CYPRÈS

### Cyprès bleu de l'Arizona
*Cupressus arizonica*

**Famille** : cupressacées

**RECOMMANDÉE EN TANT QUE :**
- lipolytique

**Mise en garde :** *Cupressus arizonica* est très neurotoxique et très abortive. Elle est totalement déconseillée aux femmes enceintes, allaitantes, ainsi qu'aux enfants de moins de 12 ans.

### Cyprès toujours vert ou cyprès de Provence
*Cupressus sempervirens*

**Partie utilisée :** rameau feuillé
**Usages :** voie orale sous la surveillance d'un aromathérapeute, massage sur les trajets veineux et en tant que désodorisant sous les pieds
**Composants principaux :** alpha-pinène, delta 3 carotène, sabinène, cadinène, cédrol

*Cupressus sempervirens* décongestionne les systèmes veineux et lymphatique. Elle est utile en cas d'adénome de la prostate. Elle est également antitussive.

**SA PLUS GRANDE EFFICACITÉ EN CAS DE :**

- cellulite
- œdème des jambes, varices
- pleurésie
- toux sèche, spasmodique

**EN TANT QUE :**

- décongestionnant lymphatique
- décongestionnant veineux

**RECOMMANDÉE EN CAS DE :**

- couperose
- énurésie

**Mise en garde :** *Cupressus sempervirens* ne peut être utilisée durant la grossesse, pendant l'allaitement et en cas de mastose cancéreuse. Elle est absolument contre-indiquée dans des pathologies cancéreuses. Son usage pour les enfants doit être fait sous le contrôle d'un thérapeute.



# ELÉMI

**(de Manille)**

*Canarium luzonicum*

**Famille :** buzéracées
**Origine :** Afrique, Amérique centrale, Amérique du Sud, Australie, Inde
**Fragrance :** balsamique
**Partie utilisée :** oléorésine
**Usages :** diffusion, massage, bain

**RECOMMANDÉE EN CAS DE :**

- stress
- fracture

**EN TANT QUE :**

- cicatrisant

**Mise en garde :** Si *Canarium luzonicum* n'entraîne pas d'effets secondaires, elle est néanmoins déconseillée aux femmes enceintes, allaitantes, ainsi qu'aux enfants de moins de 10 ans.

## ENCENS ou OLIBAN

*Boswellia carterii*

**Partie utilisée :** oléorésine
**Usages :** diffusion, massage, bain
**Composants principaux :** pinène, limonène, gurjunène, guaiène

*Boswellia carterii* améliore l'élévation spirituelle, c'est pourquoi elle est utilisée dans les méditations ou les cérémonies religieuses. Sur le plan de la santé, *Boswellia carterii* possède des propriétés cicatrisantes et antifongiques qui trouvent leur application dans le traitement des mycoses.

**SA PLUS GRANDE EFFICACITÉ :**

- diffusion atmosphérique
- soins palliatifs

**RECOMMANDÉE EN CAS DE :**

- asthme
- dépression

**EN TANT QUE :**

- expectorant
- stimulant des défenses immunitaires

**Mise en garde :** Si *Boswellia carterii* n'entraîne pas d'effets secondaires, elle est déconseillée aux femmes enceintes, allaitantes, ainsi qu'aux enfants de moins de 10 ans.

## ÉPINETTE NOIRE

*Picea mariana*

**Famille :** abiétacées
**Origine :** Amérique du Nord, Asie orientale
**Fragrance :** sapin
**Partie utilisée :** aiguille
**Usages :** diffusion, inhalation, massage, bain, voie orale
**Composants principaux :** camphène, pinène, acétate de bornyle

*Picea mariana* combat les bactéries, réduit l'inflammation et peut dans cette optique être utilisée contre l'arthrose et les rhumatismes (d'autres huiles essentielles sont toutefois plus efficaces). *Picea mariana* est aussi un bon antitussif et a l'avantage de faire expectorer.

**SA PLUS GRANDE EFFICACITÉ EN CAS DE :**

- bronchite, épuisement, sinusite

**RECOMMANDÉE EN CAS DE :**

- acné, eczéma, psoriasis
- mycose cutanée, parasitose intestinale

**Mise en garde :** *Picea mariana* est déconseillée aux enfants de moins de 10 ans, ainsi qu'aux femmes enceintes et allaitantes. Sur la peau, elle peut être irritante : il est conseillé de la mélanger avec un peu d'huile végétale pour un usage externe.

# ESTRAGON

*Artemisia dracunculus*

**Composants principaux :** chavicol méthyléther, anéthol, estragol
**Partie utilisée :** herbe fleurie
**Usages :** massage, bain, voie orale

*Artemisia dracunculus* est idéale pour calmer les spasmes. Elle élimine également les gaz, peut être utilisée en cas de nausées ou encore de mal des transports. Elle combat la constipation du fait de son action sur le système digestif : elle ouvre l'appétit et stimule également l'estomac.

**SA PLUS GRANDE EFFICACITÉ EN CAS DE :**

- douleurs prémenstruelles, règles douloureuses
- dyspepsie, flatulences, hoquet
- spasmes digestifs, colite spasmodique
- spasmes gynécologiques

**RECOMMANDÉE EN CAS DE :**

- allergies
- spasmophilie

**Mise en garde :** *Artemisia dracunculus* est déconseillée aux femmes enceintes et allaitantes, ainsi qu'aux jeunes enfants. Sur la peau, elle peut être irritante : il est conseillé de la mélanger avec un peu d'huile végétale pour un massage. L'usage prolongé d'*Artemisia dracunculus* doit être fait sous le contrôle d'un aromathérapeute.



# EUCALYPTUS

## Eucalyptus (espèce de)

*Eucalyptus campanulata*

**Usages :** massage, bain, voie orale (sous le contrôle d'un aromathérapeute)

*Eucalyptus campanulata* est un excellent antispasmodique. De ce fait, elle est utilisée en cas de colite spasmodique.

**SA PLUS GRANDE EFFICACITÉ EN CAS DE :**

- colite spasmodique
- colite infectieuse

**RECOMMANDÉE EN CAS DE :**

- infarctus

**Mise en garde :** *Eucalyptus campanulata* est déconseillée durant la grossesse et l'allaitement, ainsi qu'aux enfants de moins de 10 ans. Toutefois, son usage ne semble pas entraîner d'effets indésirables.

## Eucalyptus à fleurs multiples CT cinéol

*Eucalyptus polybractea cineolifera*

**Usage :** voie orale
**Composants principaux :** essentiellement du 1,8 cinéol

*Eucalyptus polybractea cineolifera* est surtout utilisée pour les problèmes respiratoires.

**SA PLUS GRANDE EFFICACITÉ EN CAS DE :**

- encombrement bronchique

**EN TANT QUE :**

- expectorant

**Mise en garde :** *Eucalyptus polybractea cineolifera* est déconseillée durant la grossesse et l'allaitement, ainsi qu'aux enfants de moins de 10 ans. Toutefois, son usage ne semble pas entraîner d'effets indésirables.

## Eucalyptus à fleurs multiples CT cryptone

*Eucalyptus polybractea cryptonifera*

**Usage :** voie orale (sous le contrôle d'un aromathérapeute)

*Eucalyptus polybractea cryptonifera* combat les virus et traite les condylomes.

**SA PLUS GRANDE EFFICACITÉ EN CAS DE :**

- condylomes

**EN TANT QUE :**

- antiviral
- expectorant

**RECOMMANDÉE EN CAS DE :**

- entérocolite amibienne
- inflammation de la prostate (par congestion ou virus)
- paludisme

**Mise en garde :** *Eucalyptus polybractea cryptonifera* est interdite durant la grossesse et l'allaitement, ainsi qu'aux enfants de moins de 12 ans. Son usage prolongé est totalement déconseillé. *Eucalyptus polybractea cryptonifera* est neurotoxique et abortive.

# Eucalyptus citronné CT citronnellal

*Eucalyptus citriodora citronnellalifera*

**Partie utilisée :** feuille
**Usages :** massage, bain, voie orale
**Composants principaux :** citronnellal, citronnellol, geraniol

*Eucalyptus citriodora* soulage très efficacement les inflammations et la douleur. Elle fait baisser la tension, apaise la peau, possède aussi une action fongicide. Elle éloigne les moustiques et calme les piqûres de ces petits insectes.

**SA PLUS GRANDE EFFICACITÉ EN CAS DE :**

- arthrite
- douleur
- rhumatismes
- sciatique
- tendinite

**RECOMMANDÉE EN CAS DE :**

- cystite
- hypertension
- piqûres de moustiques
- *tennis elbow*
- zona, prurit, démangeaisons, mycoses cutanées

**Mise en garde :** *Eucalyptus citriodora* est déconseillée durant la grossesse et l'allaitement, ainsi qu'aux enfants de moins de 10 ans. Toutefois, son usage ne semble pas entraîner d'effets indésirables.

# Eucalyptus globuleux

*Eucalyptus globulus*

**Famille :** myrtacées
**Origine :** bassin méditerranéen, Australie
**Fragrance :** fraîche et puissante
**Partie utilisée :** feuilles
**Usages :** diffusion, inhalation, massage, voie orale
**Composants principaux :** 1,8 cinéol, cétones, terpènes

*Eucalyptus globulus* combat la bronchite et fait expectorer. Elle calme l'inflammation pulmonaire et l'hypersécrétion des muqueuses. Par contre, elle a une action antibactérienne et antiparasitaire moyenne.

**SA PLUS GRANDE EFFICACITÉ EN CAS DE :**

- bronchite chronique
- colibacillose
- grippe
- otite
- rhino-pharyngite
- sinusite

**RECOMMANDÉE EN CAS DE :**

- amygdalite
- candidose
- staphylocoque doré

**Mise en garde :** *Eucalyptus globulus* est déconseillée aux asthmatiques, durant la grossesse et la période d'allaitement. Cette huile essentielle peut irriter la peau : mélangez-la avec une huile végétale naturelle.

## Eucalyptus « mentholé » CT pipéritone

*Eucalyptus dives piperitoniferum*

**Partie utilisée :** feuille
**Usages :** voie interne (sous le contrôle d'un aromathérapeute) et externe (toujours diluée), fumigation
**Composants principaux :** pipéritone, phéllandrène, camphène

Si *Eucalyptus dives piperitoniferum* sert à traiter divers symptômes, cette huile essentielle révèle surtout ses qualités dans toutes pathologies respiratoires où une mucosité encombre les bronches. Malheureusement, elle est déconseillée aux enfants du fait de sa neurotoxicité.

**SA PLUS GRANDE EFFICACITÉ EN CAS DE :**

- adiposité, cellulite
- bronchite, bronchite chronique
- sinusite
- toux grasse
- vaginite leucorrhéique

**RECOMMANDÉE EN CAS DE :**

- acné
- cystite
- néphrite

**Mise en garde :** *Eucalyptus dives piperitoniferum* est interdite durant la grossesse et l'allaitement, ainsi qu'aux enfants de moins de 12 ans. Son usage prolongé est totalement déconseillé. Elle est neurotoxique et abortive.

## Eucalyptus officinal

*Eucalyptus radiata*

**Partie utilisée :** feuille
**Usages :** diffusion, massage, bain, voie orale (attention, cette huile essentielle n'est pas compatible avec des remèdes homéopathiques.)
**Composants principaux :** 1,8 cinéol, terpinène 1 ol 4, alpha-terpinéol, linalol

*Eucalyptus radiata* est excellente pour prévenir des épidémies virales contagieuses. Cette huile essentielle combat les virus, soigne les bronchites et fait expectorer.

**SA PLUS GRANDE EFFICACITÉ EN CAS DE :**

- bronchite, bronchite asthmatiforme
- épidémie virale, grippe
- otite infantile
- rhume, sinusite
- toux

**EN TANT QUE :**

- expectorant

**RECOMMANDÉE EN CAS DE :**

- asthénie
- cystite

**Mise en garde :** Cette huile essentielle est déconseillée durant la grossesse. Toutefois, *Eucalyptus radiata* n'entraîne aucun effet indésirable connu ; c'est l'huile essentielle idéale pendant la période hivernale. Elle pourrait cependant irriter légèrement la peau, aussi ne l'utilisez pas pure, mais toujours mélangée soit à du miel pour un usage interne, soit à de l'huile végétale pour un usage externe.

## FENOUIL DOUX

*Foeniculum vulgare dulce*

**Famille :** ombellifères
**Origine :** Amérique, Asie, bassin méditerranéen, Europe
**Fragrance :** anisée, sucrée
**Partie utilisée :** graine
**Usages :** diffusion, inhalation, massage, compresse, gargarisme, préparation alimentaire

*Foeniculum vulgare dulce* a une action importante sur les glandes, notamment les surrénales.



**SA PLUS GRANDE EFFICACITÉ EN CAS DE :**

- alcoolisme
- règles peu abondantes

**RECOMMANDÉE EN CAS DE :**

- ballonnements, gaz
- infections des voies respiratoires supérieures

**Mise en garde :** *Foeniculum vulgare dulce* est une huile essentielle neurotoxique et abortive. Elle est déconseillée aux femmes enceintes, allaitantes, ainsi qu'aux enfants de moins de 12 ans.

## FÉRULE GOMMEUSE ou GALBANUM

*Ferula gummosa,*
*Ferula albaniflua communis*

**Famille :** apiacées
**Origine :** Afghanistan, Inde, Perse
**Partie utilisée :** oléorésine
**Usages :** massage, onction
**Composants principaux :** monoterpène à 85 %

**SA PLUS GRANDE EFFICACITÉ EN CAS DE :**

- abcès
- acné
- leucorrhée

**RECOMMANDÉE EN CAS DE :**

- règles douloureuses

**EN TANT QUE :**

- fluidifiant bronchique

**Mise en garde :** Si *Ferula gummosa* n'entraîne pas d'effets secondaires connus, par prudence, son usage est déconseillé aux femmes enceintes, allaitantes, ainsi qu'aux enfants de moins de 12 ans.

## GAÏAC

*Guajacum officinale*

**Famille :** zygophyllacées
**Origine :** Amérique centrale, Amérique du Sud
**Parties utilisées :** bois, oléorésine
**Usages** : massage, voie orale
**Composants principaux :** phénol, guaïol

*Guajacum officinale* est utilisée pour les soins buccaux. C'est également un bon antiseptique urinaire. En usage externe, elle traite certaines maladies de peau et combat les rhumatismes.

**RECOMMANDÉE EN CAS DE :**

- lithiase
- syphilis

**Mise en garde :** Si *Guajacum officinale* n'entraîne pas d'effets secondaires connus, son usage est toutefois déconseillé aux femmes enceintes, allaitantes, ainsi qu'aux enfants de moins de 12 ans.

## GALANGA DES INDES ou GINGEMBRE DU SIAM

*Alpinia galanga*

**Famille :** zingibéracées
**Origine :** Inde
**Partie utilisée :** rhizome
**Usage :** voie orale
**Composants principaux :** esters à 48 %, 1,8 cinéol

**RECOMMANDÉE EN CAS DE :**

- bronchite asthmatiforme
- perte d'appétit

**Mise en garde :** Les effets secondaires d'*Alpinia galanga* ne sont pas connus. C'est pourquoi son usage est déconseillé aux femmes enceintes, allaitantes, ainsi qu'aux enfants de moins de 12 ans.

# GAULTHÉRIE

## Gaulthérie couchée ou « Wintergreen »

*Gaultheria procumbens*

**Famille :** éricacées
**Origine :** Amérique du Nord, Asie
**Partie utilisée :** feuille
**Usages :** diffusion, massage, bain, voie orale
**Composants principaux :** salicylate de méthyle (90 %), cétones, esters

*Gaultheria procumbens* soulage les inflammations, calme la douleur tout autant que les spasmes. Elle stimule également le foie.



### SA PLUS GRANDE EFFICACITÉ EN CAS DE :

- arthrite
- contractures
- crampes musculaires
- fatigue du foie
- rhumatismes
- spasmes
- tendinite

### RECOMMANDÉE EN CAS DE :

- artériosclérose
- coronarite
- hypertension

**Mise en garde** : Cette huile essentielle est déconseillée durant la grossesse, la période d'allaitement, ainsi qu'aux enfants de moins de 7 ans. *Gaultheria procumbens* pourrait irriter légèrement la peau, aussi ne l'utilisez pas pure, mais toujours mélangée soit à du miel pour un usage interne, soit à de l'huile végétale pour un usage externe. Attention, en usage interne, elle ne convient pas aux hypotendus.

## Gaulthérie odorante

*Gaultheria fragrantissima*

**Famille :** éricacées
**Origine :** Chine
**Partie utilisée :** plante
**Usages :** diffusion, massage, bain, voie orale

*Gaultheria fragrantissima* partage avec *Gaultheria procumbens* ses qualités anti-inflammatoires et antispasmodiques. Elle est moins efficace pour traiter le foie, mais agit bien sur les céphalées.

### SA PLUS GRANDE EFFICACITÉ EN CAS DE :

- arthrite
- contractures
- crampes musculaires
- rhumatismes
- spasmes
- tendinite

**RECOMMANDÉE EN CAS DE :**
- céphalée
- coronarite

**Mise en garde :** *Gaultheria fragrantissima* est déconseillée durant la grossesse, la période d'allaitement, ainsi qu'aux enfants de moins de 10 ans. *Gaultheria fragrantissima* pourrait irriter légèrement la peau, aussi ne l'utilisez pas pure, mais toujours mélangée soit à du miel pour un usage interne, soit à de l'huile végétale pour un usage externe. Attention, en usage interne, elle ne convient pas aux personnes qui connaissent des problèmes de tension.

# GENÉVRIER

## Genévrier commun des montagnes

*Juniperus communis montana*

**Famille :** cupressacées
**Origine :** Europe
**Parties utilisées :** rameau feuillé, baie
**Usages :** diffusion, massage, bain, voie orale
**Composants principaux :** monoterpène (de 50 à 90 %), sesquiterpène, esters

*Juniperus communis montana,* tout comme *Juniperus communis communis,* est un régulateur du système neurovégétatif. Cette huile essentielle pourra être utilisée en synergie avec d'autres huiles essentielles.

**RECOMMANDÉE EN CAS DE :**
- entérocolite fermentaire
- douleurs
- spasmes

**Mise en garde :** Cette huile essentielle est déconseillée durant la grossesse, la période d'allaitement, ainsi qu'aux enfants de moins de 10 ans. *Juniperus communis montana* n'entraîne toutefois pas d'effets indésirables connus.

## Genévrier commun érigé

*Juniperus communis communis*

**Partie utilisée :** rameau avec les baies
**Usages :** massage, voie orale
**Composants principaux :** limonène, acétate de bornyle, acétate de terpényle

*Juniperus communis communis* soulage bien les douleurs rhumatismales, car elle agit comme un bon anti-inflammatoire. Elle régule également le système neurovégétatif.

**SA PLUS GRANDE EFFICACITÉ EN CAS DE:**

- arthrite
- névrite
- polyarthrite
- rhumatismes
- sciatique

**EN TANT QUE:**

- antiseptique
- antispasmodique

**RECOMMANDÉE EN CAS DE:**

- colite inflammatoire
- colite spasmodique
- entérocolite fermentaire

**Mise en garde:** *Juniperus communis communis* est déconseillée durant la grossesse, la période d'allaitement, ainsi qu'aux enfants de moins de 10 ans. Son usage prolongé doit se faire sous la surveillance d'un aromathérapeute.



## Genévrier commun érigé CT terpinéol

*Juniperus communis terpineoliferum*

**Partie utilisée:** baie
**Usages:** massage, bain, voie orale
**Composant principal:** terpinéol

*Juniperus communis terpineoliferum* est un bon anti-infectieux, en partie du fait de sa richesse en alcool monoterpénique qui stimule aussi le système immunitaire.

**SA PLUS GRANDE EFFICACITÉ EN CAS DE:**

- calculs biliaires
- lithiase biliaire

**RECOMMANDÉE EN CAS DE:**

- entérocolite infectieuse
- faiblesse du pancréas

**Mise en garde:** *Juniperus communis terpineoliferum* est déconseillée durant la grossesse, la période d'allaitement, ainsi qu'aux enfants de moins de 10 ans.

## Genévrier de Virginie

*Juniperus virginiana*

**Parties utilisées:** bois et plante
**Usages:** massage, bain, voie orale

*Juniperus virginiana* possède les mêmes propriétés que *Juniperus mexicana*.

**RECOMMANDÉE EN CAS DE:**

- hémorroïdes internes

**EN TANT QUE:**

- phlébotonique

**Mise en garde:** *Juniperus virginiana* est déconseillée durant la grossesse, la période d'allaitement, ainsi qu'aux enfants de moins de 10 ans. *Juniperus virginiana* ne possède pas d'effets indésirables connus.

## Genévrier du Mexique « cèdre du Texas »

*Juniperus mexicana*

**Usages :** massage, bain, voie orale

*Juniperus mexicana* possède les mêmes propriétés que *Juniperus virginiana*.

**RECOMMANDÉE EN CAS DE :**
- hémorroïdes internes

**EN TANT QUE :**
- phlébotonique

**Mise en garde :** *Juniperus mexicana* est déconseillée durant la grossesse, la période d'allaitement, ainsi qu'aux enfants de moins de 10 ans. *Juniperus mexicana* n'entraîne pas d'effets indésirables connus, contrairement à *Juniperus sabina* aux propriétés antalgiques et antirhumatismales, mais elle est abortive. De toute manière, évitez de prendre des huiles essentielles durant la grossesse. *Juniperus mexicana* n'est pas vendue en pharmacie à l'heure actuelle.

# GÉRANIUM

## Géranium rosat CT « Égypte »

*Pelargonium asperum* « Égypte »

**Partie utilisée** : feuille
**Usages** : massage, voie orale
**Composants principaux** : linalol, géraniol, citronnellol, nérol

*Pelargonium asperum* « Égypte » tue efficacement bactéries et champignons. Elle apaise, calme la douleur tout en réduisant l'inflammation. Astringente, elle est tonifiante pour la peau.

**SA PLUS GRANDE EFFICACITÉ EN CAS DE :**
- acné
- couperose
- eczéma
- mycose cutanée
- mycose gynécologique

**RECOMMANDÉE EN CAS DE :**
- fatigue nerveuse
- Impétigo
- mycose

**Mise en garde** : *Pelargonium asperum* « Égypte » est déconseillée durant la grossesse, la période d'allaitement, ainsi qu'aux enfants de moins de 10 ans. Elle n'entraîne pas d'effets indésirables connus.

## Géranium rosat cultivar citronnelle

*Pelargonium denticulatum citronnelle*

**Fragrance :** citronnelle
**Usages :** massage, voie orale

**SA PLUS GRANDE EFFICACITÉ :**

- régénérateur cellulaire du foie

**EN CAS DE :**

- inflammation de la prostate

**RECOMMANDÉE EN CAS DE :**

- cirrhose

**Mise en garde :** *Pelargonium denticulatum citronnelle* est déconseillée durant la grossesse, la période d'allaitement, ainsi qu'aux enfants de moins de 12 ans. Ses effets indésirables ne sont pas connus.

## Géranium rosat ou odorant « Bourbon »

*Pelargonium asperum « Bourbon »*

**Famille :** éraniacées
**Origine :** Réunion
**Fragrance :** senteur de rose
**Partie utilisée :** plante
**Usages :** diffusion, massage, bain, voie orale

*Pelargonium asperum* « Bourbon » est un anxiolytique et un phlébotonique. Elle calme également les inflammations, bien que *Pelargonium asperum* « Chine » convienne mieux à cet effet.

**SA PLUS GRANDE EFFICACITÉ EN CAS DE :**

- hémorragie
- insuffisance du foie et du pancréas
- prurit hémorroïdaire
- vergetures (prévention)

**RECOMMANDÉE EN CAS DE :**

- mycose cutanée

**EN TANT QUE :**

- relaxant

**Mise en garde :** *Pelargonium asperum* « Bourbon » est déconseillée durant la grossesse, la période d'allaitement, ainsi qu'aux enfants de moins de 10 ans. *Pelargonium asperum* « Bourbon » n'entraîne pas d'effets indésirables connus.

## Géranium rosat ou odorant « Chine »

*Pelargonium asperum* « Chine »

**Origine :** Chine
**Partie utilisée :** plante
**Usages :** massage, voie orale

*Pelargonium asperum* « Chine » est une huile essentielle bonne pour la peau, car c'est un tonique astringent, qui traite également les problèmes d'acné.

**SA PLUS GRANDE EFFICACITÉ**

**EN CAS DE :**
- acné surinfectée

**EN TANT QUE :**
- anti-inflammatoire
- bactéricide
- tonique astringent

**RECOMMANDÉE EN CAS DE :**
- fatigue nerveuse
- impétigo
- mycose

**Mise en garde :** *Pelargonium asperum* « Chine » est déconseillée durant la grossesse, la période d'allaitement, ainsi qu'aux enfants de moins de 10 ans. *Pelargonium asperum* « Chine » ne possède pas d'effets indésirables connus.

# GINGEMBRE

## Gingembre

*Zingiber officinalis*

**Famille :** zingibéracées
**Origine :** Amérique centrale, Asie, Chine, Floride, Japon, Java, Philippines, Sri Lanka, Tahiti
**Fragrance :** épicée, douce
**Partie utilisée :** racine
**Usages :** diffusion, inhalation, massage, gargarisme, voie orale
**Composants principaux :** cinéol, cétones, terpène, citral, résine

**SA PLUS GRANDE EFFICACITÉ**

**EN CAS DE :**
- constipation
- gaz
- impuissance

**RECOMMANDÉE EN CAS DE :**
- rhumatismes

**Mise en garde :** Les effets secondaires de *Zingiber officinalis* ne sont pas connus. C'est pourquoi cette huile essentielle est déconseillée durant la grossesse, la période d'allaitement, ainsi qu'aux enfants de moins de 12 ans.

## Gingembre (espèce de)

*Zingiber cassumunar*

**SA PLUS GRANDE EFFICACITÉ:**

- dilate les bronches

**EN CAS DE:**

- asthme

**RECOMMANDÉE EN CAS DE:**

- colite

## GINGERGRASS

*Cymbopogon martinii* var. *sofia*

**Famille:** poacées
**Origine:** Inde
**Partie utilisée:** partie aérienne
**Usages:** massage, soins capillaires
**Composants principaux:** géraniol, monoterpène



*Cymbopogon martinii* var. *sofia* élimine les champignons et les microbes. Cette huile sera utilisée pour le soin des cheveux, des pieds.

**SA PLUS GRANDE EFFICACITÉ EN CAS DE:**

- mycose

**Mise en garde:** *Cymbopogon martinii* var. *sofia* n'entraîne pas d'effets secondaires gênants. Cette huile essentielle est déconseillée durant la grossesse, la période d'allaitement ainsi qu'aux enfants de moins de 10 ans. Cette huile essentielle ne se vend pas actuellement en pharmacie.

## GIROFLIER

*Eugenia caryophyllus*

**Partie utilisée:** bouton floral
**Usages:** massage, voie orale (sous le contrôle d'un spécialiste)
**Composants principaux:** eugénol, acétate d'eugényle

*Eugenia caryophyllus* est imparable pour tuer bactéries, parasites, champignons et vers de toutes sortes. Elle stimule le système immunitaire, combat les virus, augmente la tension et est un bon tonique nerveux et sexuel.

**SA PLUS GRANDE EFFICACITÉ EN CAS DE:**

- abcès buccal, aphte
- amygdalite
- bronchite aiguë, bronchite chronique
- bronchite asthmatiforme
- cystite
- diarrhée
- sinusite

**RECOMMANDÉE EN CAS DE :**
- entérocolite spasmodique ou virale
- très grande fatigue
- gale
- mycose

**Mise en garde :** *Eugenia caryophyllus* est déconseillée durant la grossesse et l'allaitement, ainsi qu'aux enfants de moins de 12 ans. L'usage prolongé d'*Eugenia caryophyllus* doit se faire sous le contrôle d'un aromathérapeute.

# HÉLICHRYSE ou IMMORTELLE

## Hélichryse à capitules nus

*Helichrysum gymnocephalum*

**Famille :** astéracées
**Origine :** Madagascar
**Partie utilisée :** sommités florales
**Usage :** massage localisé
**Composants principaux :** monoterpène, sesquiterpène, citronnellal

*Helichrysum gymnocephalum* possède moins de propriétés curatives qu'*Helichrysum italicum* subsp. *serotinum*. Elle est surtout excellente pour traiter la gingivite.

**Mise en garde :** Si *Helichrysum gymnocephalum* n'entraîne aucun effet indésirable, elle est déconseillée aux femmes enceintes, allaitantes, ainsi qu'aux enfants de moins de 10 ans.

## Hélichryse italienne ou immortelle

*Helichrysum italicum* subsp. *serotinum*

**Partie utilisée :** sommités florales
**Usages :** massage, voie orale (sous le contrôle d'un spécialiste)
**Composants principaux :** acétate de néryle, italdiones 1,2,3

*Helichrysum italicum* subsp. *serotinum* réduit les hématomes de manière spectaculaire. C'est une huile essentielle à avoir absolument chez soi. Elle stimule les fonctions du foie et du pancréas, agit sur le cholestérol, la circulation du sang et les voies respiratoires.

**SA PLUS GRANDE EFFICACITÉ EN CAS DE :**

- arthrite, polyarthrite
- bronchite
- bronchite asthmatiforme
- hématome
- œdème
- phlébite ou paraphlébite
- rhino-pharyngite

**EN TANT QUE :**

- expectorant

**RECOMMANDÉE EN CAS DE :**

- excès de cholestérol
- cirrhose
- hépatite
- mucus (mucolytique)
- spasmes

**Mise en garde :** *Helichrysum italicum* subsp. *serotinum* est déconseillée durant la grossesse et l'allaitement, ainsi qu'aux enfants de moins de 10 ans. L'usage prolongé d'*Helichrysum italicum* subsp. *serotinum* doit se faire sous le contrôle d'un aromathérapeute, car cette huile essentielle est neurotoxique. Elle n'est pas vendue actuellement en pharmacie.



# HYSOPE

## Hysope officinale décombante

*Hyssopus officinalis decumbens*

**Famille :** lamiacées
**Origine :** pourtour méditerranéen
**Parties utilisées :** sommités florales, feuille
**Usages :** diffusion, massage, bain
**Composants principaux :** cétones (jusqu'à 55 %), monoterpène, sesquiterpène

**SA PLUS GRANDE EFFICACITÉ EN CAS DE :**

- dépression nerveuse

**Mise en garde :** *Hyssopus officinalis decumbens* n'entraîne pas d'effets secondaires indésirables. Ne l'employez pas par voie orale, car, prise à hautes doses, elle peut provoquer des crises d'épilepsie. Cette huile essentielle est déconseillée aux femmes enceintes, allaitantes, ainsi qu'aux enfants de moins de 12 ans.

## Hysope officinale

*Hyssopus officinalis*

**Famille :** lamiacées
**Origine :** Amérique, bassin méditerranéen, Europe
**Fragrance :** un peu âpre
**Partie utilisée :** sommités florales
**Usages** : diffusion, massage, bain
**Composants principaux :** géraniol, bornéol, thuyone

**SA PLUS GRANDE EFFICACITÉ EN CAS DE :**

- catharre
- pneumonie
- virus

**Mise en garde :** *Hyssopus officinalis* est neurotoxique et abortive. Elle est totalement déconseillée aux femmes enceintes, allaitantes, ainsi qu'aux enfants de moins de 12 ans. Elle ne convient pas aux personnes hypertendues.

# INULE

## Inule odorante

*Inula graveolens*

**Famille :** astéracées
**Origine :** Europe centrale, Europe orientale
**Partie utilisée :** herbe fleurie
**Usages :** massage, voie orale sous le contrôle impératif d'un aromathérapeute
**Composants principaux :** bornéol, acétate de bornyle, lactone

*Inula graveolens* est à utiliser avec beaucoup de prudence, car cette huile essentielle traite des problèmes d'arythmie cardiaque. Elle est particulièrement efficace pour dissoudre les mucosités bronchiques, et pourrait entrer dans le traitement d'une mucoviscidose.

**SA PLUS GRANDE EFFICACITÉ EN CAS DE :**

- amygdalite
- bronchite chronique et catarrhale
- rhino-pharyngite

**Mise en garde :** *Inula graveolens* est totalement déconseillée aux femmes enceintes et allaitantes, ainsi qu'aux enfants de moins de 12 ans. Pour des problèmes pulmonaires, accompagnez-la d'une autre huile essentielle comme *Eucalyptus globulus* ou encore *Eucalyptus radiata*.

## JATAMANSI ou NARD DE L'HIMALAYA

*Nardostachys jatamansi*

**Famille :** valérianacées
**Origine :** Himalaya
**Fragrance :** âpre, amère
**Partie utilisée :** racine
**Usages :** diffusion, massage, bain
**Composant principal :** acide isovalérique



### SA PLUS GRANDE EFFICACITÉ :

- effet très apaisant

*Nardostachys jatamansi* n'entraîne pas d'effets secondaires connus.

## KHELLA

*Ammi visnaga*

**Famille :** apiacées
**Origine :** France, Égypte
**Parties utilisées :** plante, graine
**Usage :** voie orale uniquement, et sous le seul contrôle d'un aromathérapeute
**Composants principaux :** khelline, vinagine, coumarine, khellol, khellinol

### SA PLUS GRANDE EFFICACITÉ :

- antiasthmatique puissant
- anticoagulant

**Mise en garde :** *Ammi visnaga* est une huile essentielle dangereuse qui ne peut pas être utilisée par voie externe. Elle est totalement déconseillée aux femmes enceintes, allaitantes, ainsi qu'aux enfants de moins de 12 ans.

## LAURIER NOBLE ou SAUCE ou APOLLON
*Laurus nobilis*

**Famille :** lauracées
**Origine :** Asie Mineure, bassin méditerranéen
**Fragrance :** épicée
**Parties utilisées :** feuille, fruit
**Usages :** diffusion, massage, bain
**Composants principaux :** cinéol, eugéniol, linalol

*Laurus nobilis* dégage les sinus et les bronches, calme la douleur et les nerfs. Elle régule le système nerveux ortho et parasympathique.

**SA PLUS GRANDE EFFICACITÉ EN CAS DE :**
- aphte
- bronchite chronique
- gingivite
- grippe
- mycose cutanée, digestive ou gynécologique
- parodontose
- sinusite chronique

**RECOMMANDÉE EN CAS DE :**
- acné, psoriasis
- anxiété
- arthrite
- dyspepsie, flatulences
- douleur
- escarres

**Mise en garde :** *Laurus nobilis* est déconseillée aux femmes enceintes, allaitantes, ainsi qu'aux enfants de moins de 10 ans. Elle peut aussi provoquer une allergie.

# LAVANDE

## Lavande aspic CT cinéol
*Lavandula latifolia cineolifera*

**Famille :** lamiacées
**Partie utilisée :** sommités florales
**Usages :** diffusion, inhalation, massage, bain
**Composants principaux :** 1,8 cinéol, linalol, géraniol

*Lavandula latifolia cineolifera* combat très bien les champignons. Antitoxique, elle a une action stimulante sur le système immunitaire. Elle apaise aussi la douleur. Elle dégage les bronches en facilitant l'expectoration.

**SA PLUS GRANDE EFFICACITÉ EN CAS DE:**

- brûlure sévère
- entérocolite virale
- escarres
- mycose cutanée ou gynécologique
- piqûre de guêpe, piqûre de méduse
- psoriasis
- toux accompagnée de quintes

**RECOMMANDÉE EN CAS DE:**

- acné suintante
- bronchite
- fatigue nerveuse
- laryngite
- otite
- rhinite

**Mise en garde:** Si *Lavandula latifolia cineolifera* ne présente aucun effet indésirable connu, elle est toutefois déconseillée durant la grossesse, la période d'allaitement, ainsi qu'aux enfants de moins de 10 ans.



## Lavande hybride ou « Reydovan »

*Lavandula* x *burnatii* « Reydovan »

**Partie utilisée:** fleur
**Usages:** diffusion, massage, bain, voie orale

*Lavandula* x *burnatii* « Reydovan » combat les virus. Neurotonique, elle aide à la récupération, et en tant qu'expectorant, elle est utilisée en cas de bronchite.

**SA PLUS GRANDE EFFICACITÉ EN CAS DE:**

- bronchite

**RECOMMANDÉE EN CAS DE:**

- entérocolite infectieuse

**Mise en garde:** Si *Lavandula* x *burnatii* « Reydovan » n'entraîne aucun effet indésirable connu, elle est toutefois déconseillée durant la grossesse, la période d'allaitement, ainsi qu'aux enfants de moins de 10 ans.

## Lavande officinale ou vraie

*Lavandula angustifolia*

**Partie utilisée:** sommités florales
**Usages:** diffusion, massage, bain, voie orale
**Composants principaux:** linalol, terpinène 1 ol 4, lavandulol, acétate de linalyle, acétate de terpényle

*Lavandula angustifolia* constitue une véritable panacée: elle combat les microbes, tue les bactéries, calme les spasmes, éloigne la dépression et enlève la douleur.

**SA PLUS GRANDE EFFICACITÉ:**

- contre les angoisses, le stress, la dépression

**EN CAS DE :**

- acné, eczéma, psoriasis
- douleur
- escarres
- hypertension artérielle

**RECOMMANDÉE EN CAS DE :**

- crampes
- insomnie
- prurit

**Mise en garde :** *Lavandula angustifolia* ne convient pas aux hypotendus. Hormis cette contre-indication, cette huile essentielle n'entraîne pas d'effets indésirables connus. Elle est déconseillée durant la grossesse et la période d'allaitement.

## Lavande stoechade

*Lavandula stoechas*

**Partie utilisée :** sommités florales
**Usage :** massage, voie orale sous le contrôle d'un thérapeute
**Composants principaux :** monoterpénone

*Lavandula stoechas* soigne les otites séreuses, certaines infections. Elle a aussi une action mucolytique.

**Mise en garde :** *Lavandula stoechas* est totalement déconseillée aux femmes enceintes et allaitantes, ainsi qu'aux enfants de moins de 12 ans. Son usage doit se faire sous le contrôle d'un aromathérapeute. Préférez une huile essentielle moins dangereuse.

## Lavandin « Super »

*Lavandula* x *burnatii* « Super »

**Partie utilisée :** sommités florales
**Usages :** diffusion atmosphérique, massage, voie orale
**Composants principaux :** 1,8 cinéol, linalol, géraniol

*Lavandula* x *burnatii* « Super » est une hybridation de la lavande vraie avec la lavande sauvage. Cette huile essentielle calme avec une grande efficacité les spasmes et réduit les inflammations. Elle peut être utilisée sur les cheveux, en prévention, lors d'une infestation de poux.

**SA PLUS GRANDE EFFICACITÉ EN CAS DE :**

- angoisse
- contractures musculaires
- crampes
- hypertension artérielle

**RECOMMANDÉE EN CAS DE :**

- nervosité, anxiété
- troubles du sommeil

**Mise en garde:** *Lavandula* x *burnatii* « Super » est déconseillée durant la grossesse, la période d'allaitement, ainsi qu'aux enfants de moins de 10 ans. *Lavandula* x *burnatii* « Super » ne présente aucun effet indésirable connu.

## LÉDON DU GROENLAND

*Ledum groenlandicum*

**Famille:** éricacées
**Origine:** Canada
**Partie utilisée:** rameau fleuri
**Usages:** massage, voie orale
**Composants principaux:** pinène, sabinène, sélinène, germacrone

*Ledum groenlandicum* est une huile essentielle encore peu connue qui possède d'excellentes qualités anti-inflammatoires. Elle permet la décongestion au niveau hépatique. Elle favorise la digestion et l'élimination des gaz. Elle combat la dépression et les états de stress extrême.

**SA PLUS GRANDE EFFICACITÉ:**

- draine le foie et régénère les cellules hépatiques

**EN CAS DE:**

- adénome et congestion prostatiques
- dépression, grand stress
- troubles du sommeil

**RECOMMANDÉE EN CAS DE:**

- allergie cutanée
- inflammation des ganglions lymphatiques
- intoxication néphérétique

**Mise en garde:** *Ledum groenlandicum* est déconseillée durant la grossesse et l'allaitement, ainsi qu'aux enfants de moins de 10 ans. L'usage prolongé de *Ledum groenlandicum* doit se faire sous le contrôle d'un aromathérapeute.

## LEMONGRASS

*Cymbopogon flexuosus*

**Famille:** poacées
**Origine:** Afrique, Amérique du Sud, Chine, Inde, Indonésie, Madagascar, Seychelles, Sri Lanka
**Fragrance:** puissamment citronnée
**Partie utilisée:** partie aérienne
**Usages:** massage, voie orale
**Composants principaux:** citral, citronnellol, géraniol, terpinéol

**SA PLUS GRANDE EFFICACITÉ:**

- régule le système nerveux

**EN CAS DE :**
- troubles du sommeil

**RECOMMANDÉE EN CAS DE :**
- cellulite
- insuffisance hépatique

**Mise en garde :** *Cymbopogon flexuosus* est une huile essentielle dermocaustique. Ne pas s'exposer au soleil après une utilisation cutanée. Elle est déconseillée aux femmes enceintes et allaitantes, ainsi qu'aux enfants de moins de 10 ans.

## Cymbopogon citratus

**Usages :** massage, voie orale
**Composants principaux :** citral, citronnellol, géraniol, linalol, nérol

**SA PLUS GRANDE EFFICACITÉ :**
- régule le système nerveux
- relaxant

**RECOMMANDÉE EN CAS DE :**
- digestion lente

**Mise en garde :** *Cymbopogon citratus* est une huile essentielle dermocaustique. Ne pas s'exposer au soleil après une utilisation cutanée. Cette huile essentielle est déconseillée aux femmes enceintes, allaitantes, ainsi qu'aux enfants de moins de 12 ans.

# LENTISQUE PISTACHIER

*Pistacia lentiscus*

**Famille :** anacardiacées
**Origine :** Grèce
**Parties utilisées :** résine, écorce
**Usages :** diffusion, massage
**Composants principaux :** monoterpène, sesquiterpène

*Pistacia lentiscus* est employée dans la fabrication d'encens. Elle peut être appliquée sur le trajet des varices et des veines congestionnées en association avec des huiles essentielles comme *Cymbopogon martinii* var. *martini* (palmarosa).

**SA PLUS GRANDE EFFICACITÉ EN CAS DE :**
- prostatite
- thrombophlébite

**EN TANT QUE :**
- décongestionnant lymphatique
- décongestionnant veineux

**Mise en garde :** Si *Pistacia lentiscus* n'entraîne pas d'effets secondaires indésirables, elle est toutefois déconseillée aux femmes enceintes et allaitantes, ainsi qu'aux enfants de moins de 10 ans.

## LIMETTIER VRAI ou CITRON VERT

*Citrus aurantifolia*

**Usages :** massage, voie orale

**SA PLUS GRANDE EFFICACITÉ :**

- calme les inflammations

**RECOMMANDÉE EN CAS DE :**

- infection bactérienne, verrues

**Mise en garde :** *Citrus aurantifolia* a un effet photosensibilisant ; ne vous exposez pas au soleil après un usage externe. Il existe aussi d'autres variétés de limettiers.

## LINALOE

*Buesera delpechiana*

**Famille :** burséracées
**Origine :** Mexique
**Parties utilisées :** bois, graine
**Usages :** massage
**Composants principaux :** linalol, géraniol, alpha-terpinéol, sesquiterpènes

*Buesera delpechiana* équilibre le système nerveux. On l'utilise aussi en parfumerie et dans la savonnerie.



**Mise en garde :** *Buesera delpechiana* est déconseillée aux femmes enceintes et allaitantes, ainsi qu'aux enfants de moins de 10 ans.

## LITSÉE CITRONNÉE

*Litsea citrata*

**Famille :** lauracées
**Origine :** Chine
**Parties utilisées :** fruit, graines distillées
**Usages :** massage, voie orale
**Composants principaux :** nérol, géranial, citronnellal, esters, cétones

*Litsea citrata* est très utile en cas d'inflammation et de champignons. Cette huile essentielle est calmante et sédative. Elle est donc tout indiquée en cas de stress.

**SA PLUS GRANDE EFFICACITÉ EN CAS DE :**

- acné
- candidose
- dépression
- mycose
- peau excessivement grasse
- rhumatismes articulaires
- tendinite
- troubles du sommeil

**Mise en garde :** *Litsea citrata* est déconseillée durant la grossesse, la période d'allaitement, ainsi qu'aux enfants de moins de 10 ans. *Litsea citrata* peut irriter la peau ; aussi est-il conseillé de ne pas l'utiliser pure, mais mélangée à une huile végétale.

## LIVÈCHE ou ACHE DES MONTAGNES

*Levisticum officinale*

**Famille :** apiacées
**Origine :** Europe
**Partie utilisée :** racine
**Usages :** massage, voie orale
**Composants principaux :** phtalide (pouvant aller jusqu'à 55 %), sesquiterpène, coumarine

*Levisticum officinale* possède une forte action décongestionnante sur le foie.

### SA PLUS GRANDE EFFICACITÉ EN CAS DE :

- intoxications diverses (alimentaire, médicamenteuse ou chimique)
- psoriasis

**Mise en garde :** *Levisticum officinale* est déconseillée durant la grossesse, la période d'allaitement, ainsi qu'aux enfants de moins de 10 ans. Ne vous exposez pas au soleil après application ; ne prolongez pas son usage dans le temps (quelle que soit la manière dont vous l'utilisez). Faites un test de sensibilité avant de l'employer en usage externe.

## MANDARINIER

**« zeste de mandarine » ou « petit-grain mandarine »**

*Citrus reticulata* « Mandarine »

**Famille :** rutacées
**Origine :** pourtour méditerranéen
**Partie utilisée :** zeste
**Usages :** massage, voie orale
**Composants principaux :** citral, citronnellal, limonène, anthranylate de méthyle

### SA PLUS GRANDE EFFICACITÉ EN CAS DE :

- angoisse
- insomnie
- stress

### RECOMMANDÉE EN CAS DE :

- aérophagie
- constipation
- dyspepsie
- hypertension
- palpitations

**Mise en garde:** Cette huile essentielle est déconseillée durant la grossesse, la période d'allaitement, ainsi qu'aux enfants de moins de 10 ans. *Citrus reticulata* « Mandarine » peut irriter la peau ; aussi est-il conseillé de ne pas l'utiliser pure, mais mélangée à une huile végétale. D'autre part, il faut éviter de s'exposer au soleil lorsqu'on l'utilise en usage externe. En usage interne, cette huile essentielle ne convient pas aux hypotendus.

## MARJOLAINE DES JARDINS ou À COQUILLES

*Origanum majorana*

**Famille:** lamiacées
**Origine:** Europe
**Parties utilisées:** sommités florales
**Usages:** massage, voie orale
**Composants principaux:** linalol, terpinène 1 ol 4, thuyanol, pinène, sabinène, myrcène



*Origanum majorana* tue très activement les bactéries et les champignons. C'est un puissant calmant nerveux, utile en cas de spasmes: elle régule le système ortho et parasympathique.

**SA PLUS GRANDE EFFICACITÉ EN CAS DE:**

- angoisse
- dystonie nerveuse
- insomnie

**RECOMMANDÉE EN CAS DE:**

- aérophagie
- constipation
- dyspepsie
- hypertension
- palpitations

**Mise en garde:** Si *Origanum majorana* n'entraîne aucun effet indésirable, elle est déconseillée durant la grossesse, la période d'allaitement, ainsi qu'aux enfants de moins de 10 ans.

## MÉLALEUQUE

### Mélaleuque à feuilles alternes CT terpinéol-4

*Melaleuca alternifolia*

terpinène-4-olé

**Famille:** myrtacées
**Origine:** Australie
**Partie utilisée:** feuilles distillées
**Usage:** massage

**Composants principaux:** alcool monoterpénique, alcool sesquiterpénique, monoterpène, sesquiterpène

*Melaleuca alternifolia* terpinène-4-olé stimule les défenses naturelles. Elle a un pouvoir bactéricide à large spectre. Elle décongestionne aussi la lymphe et le système veineux. On l'utilise également en prévention des chocs opératoires.

**SA PLUS GRANDE EFFICACITÉ EN CAS DE:**
- entérocolite
- infection

**Mise en garde:** Si *Melaleuca alternifolia* terpinène-4-olé n'entraîne aucun effet indésirable, elle est déconseillée aux femmes enceintes, allaitantes, ainsi qu'aux enfants de moins de 10 ans.

## Mélaleuque à feuilles linéaires

*Melaleuca linariifolia*

**SA PLUS GRANDE EFFICACITÉ EN CAS DE:**
- bronchite

**EN TANT QUE:**
- expectorant

**Mise en garde:** Si *Melaleuca linariifolia* n'entraîne aucun effet indésirable, elle est déconseillée aux femmes enceintes, allaitantes, ainsi qu'aux enfants de moins de 10 ans. Cette huile essentielle n'est pas facile à trouver en pharmacie.

## Mélaleuque à feuilles pentanerves CT nérolidol

*Melaleuca quinquenervia nerolidolifera*

**SA PLUS GRANDE EFFICACITÉ:**
- fatigue

**RECOMMANDÉE EN CAS DE:**
- polyarthrite rhumatoïde

**Mise en garde:** *Melaleuca quinquenervia nerolidolifera* est déconseillée aux femmes enceintes et allaitantes ainsi qu'aux enfants de moins de 12 ans.



## Mélaleuque blanc

*Melaleuca leucadendron*

**Usage:** voie orale

**SA PLUS GRANDE EFFICACITÉ:**
- amibes
- entérocolite avec spasmes
- ténia

**EN TANT QUE :**

- antispasmodique

**Mise en garde :** Si *Melaleuca leucadendron* n'entraîne aucun effet indésirable, elle est déconseillée aux femmes enceintes, allaitantes, ainsi qu'aux enfants de moins de 10 ans. Cette huile essentielle n'est pas facile à trouver en pharmacie.

## MÉLISSE

*Melissa officinalis*

**Famille :** lamiacées
**Origine :** bassin méditerranéen, Europe
**Fragrance :** senteur de citron
**Partie utilisée :** herbe non fleurie
**Usages :** diffusion, inhalation, massage, compresse, bain
**Composants principaux :** citral, sesquiterpène, monoterpénol, sesquiterpénol, esters, coumarine, oxyde



**SA PLUS GRANDE EFFICACITÉ :**

- calme les inflammations

**EN CAS DE :**

- hypertension artérielle
- rhume des foins

**RECOMMANDÉE EN CAS DE :**

- crampes intestinales
- herpès labial
- zona

**Mise en garde :** Si *Melissa officinalis* n'entraîne aucun effet indésirable, le traitement de l'hypertension doit toutefois être effectué sous le contrôle d'un médecin. Comme toutes les huiles essentielles, elle est déconseillée aux femmes enceintes, allaitantes, ainsi qu'aux enfants de moins de 10 ans.

## MENTHE

**Famille :** lamiacées
**Origine :** Amérique du Nord, Asie, Europe occidentale
**Fragrance :** fraîche, pure
**Partie utilisée :** feuille séchée
**Usages :** diffusion, inhalation, massage, compresse, voie orale

### Menthe poivrée

*Mentha piperita*

**Usages :** massage, voie orale
**Composants principaux :** menthol (de 30 à 55 %), menthone (jusqu'à 32 %), pulégone, carvone

**SA PLUS GRANDE EFFICACITÉ :**

- combat les virus

**EN CAS DE :**
- céphalée
- faiblesse du foie
- faiblesse du pancréas

**RECOMMANDÉE EN CAS DE :**
- gale
- prurit
- teigne
- urticaire

**Mise en garde :** *Mentha piperita* ne possède aucun effet indésirable. Toutefois, elle est déconseillée aux femmes enceintes, allaitantes, ainsi qu'aux enfants de moins de 10 ans.

## Menthe pouliot

*Mentha pulegium*

**Usage :** externe uniquement
**Composants principaux** : riche en cétones

**SA PLUS GRANDE EFFICACITÉ :**
- mucolytique

**Mise en garde :** *Mentha pulegium* est très neurotoxique et très abortive. Elle est donc totalement déconseillée aux femmes enceintes, allaitantes, ainsi qu'aux enfants de moins de 12 ans.

## Menthe verte

*Mentha spicata*

**Usage :** externe uniquement
**Composants principaux :** riche en cétones

**SA PLUS GRANDE EFFICACITÉ :**
- calme les inflammations

**EN CAS DE :**
- bronchite aiguë
- bronchite chronique

**Mise en garde :** *Mentha spicata* est neurotoxique et abortive. Elle est donc totalement déconseillée aux femmes enceintes, allaitantes, ainsi qu'aux enfants de moins de 12 ans.

# MUSCADE

**« noix de muscade »**

*Myristica fragrans*

**Famille :** myristicacées
**Origine :** Antilles, Caraïbes, Java, Moluques, Sri Lanka, Sumatra
**Fragrance :** chaude, épicée
**Partie utilisée :** noix broyée
**Usages :** diffusion, massage, compresse, voie orale
**Composants principaux :** terpène, alcool terpénique, phénol méthyléther

**SA PLUS GRANDE EFFICACITÉ EN CAS DE :**

- courbatures
- fatigue

**EN TANT QUE :**

- antalgique

**Mise en garde :** Si *Myristica fragrans* n'entraîne pas d'effets indésirables, elle est déconseillée aux femmes enceintes, allaitantes, ainsi qu'aux enfants de moins de 10 ans.

# MYRRHE

*Commiphora myrrha*

**Famille :** buséracées
**Origine :** Afrique du Nord, Afrique orientale
**Fragrance :** balsamique
**Partie utilisée :** résine
**Usages :** diffusion, inhalation, massage, gargarisme, bain
**Composant principal :** sesquiterpène

*Commiphora myrrha* combat virus et bactéries.

**SA PLUS GRANDE EFFICACITÉ :**

- élimine les champignons

**EN CAS DE :**

- infection de la gencive
- inflammation de la gencive
- ulcère buccal

**RECOMMANDÉE EN CAS DE :**

- courbatures
- diarrhée
- eczéma purulent
- furoncle
- inflammation
- pied d'athlète

**EN TANT QUE :**

- antalgique

Les variétés *Commiphora erythrea* (myrrhe bisabol ou douce) et *Commiphora molmol* (myrrhe amère) traitent bien la dysenterie. On les trouve difficilement en pharmacie.

**Mise en garde :** *Commiphora myrrha* doit être évitée durant la grossesse et la période d'allaitement. Son usage est également déconseillé aux enfants de moins de 10 ans.

# MYRTE

**Famille :** myrtacées
**Origine :** bassin méditerranéen, Europe méridionale
**Fragrance :** épicée
**Parties utilisées :** feuille, sommités florales
**Usages :** diffusion, inhalation, massage, compresse, gargarisme, bain

## Myrte commun CT acétate de myrténylе

*Myrtus communis myrtenylacetatiferum*

**SA PLUS GRANDE EFFICACITÉ EN CAS DE :**
- varices

**EN TANT QUE :**
- décongestionnant lymphatique
- décongestionnant veineux

**Mise en garde :** *Myrtus communis myrtenylacetatiferum* n'entraîne pas d'effets secondaires indésirables. Toutefois, elle est déconseillée aux femmes enceintes, allaitantes, ainsi qu'aux enfants de moins de 10 ans.

# NÉROLI

*Citrus aurantium* subsp. *amara*

**Famille :** rutacées
**Origine :** Méditerranée
**Partie utilisée :** fleur
**Usages :** diffusion, massage, voie orale
**Composants principaux :** monoterpène, monoterpénol, sesquiterpénol, aldéhyde, jasmone (cétone)

**SA PLUS GRANDE EFFICACITÉ :**
- anti-infectieux
- tonifiant du foie et de la vésicule biliaire

**RECOMMANDÉE EN CAS DE :**
- dépression nerveuse

**Mise en garde :** Si *Citrus aurantium* subsp. *amara* n'entraîne pas d'effets secondaires indésirables, elle est déconseillée aux femmes enceintes et allaitantes, ainsi qu'aux enfants de moins de 10 ans.

## NIAOULI

*Melaleuca quinquenervia cineolifera*

**Famille :** myrtacées
**Origine :** Australie, Malaisie, Nouvelle-Calédonie, Philippines
**Fragrance :** puissante
**Partie utilisée :** feuilles fraîches
**Usages :** diffusion, inhalation, massage, compresse, bain, soins capillaires
**Composants principaux :** 1,8 cinéol, monoterpénol, sesquiterpinéol virdiflorol, monoterpène

*Melaleuca quinquenervia cineolifera* est une huile essentielle quasi indispensable dans sa pharmacie, car elle agit sur de très nombreux terrains. Elle combat virus et bactéries, agit sur les voies respiratoires, ainsi que sur les plaies, les affections gynécologiques ou encore les douleurs musculaires et articulaires.



**SA PLUS GRANDE EFFICACITÉ :**
- combat les virus

**EN CAS DE :**
- bronchite
- herpès génital
- parasites intestinaux

**EN TANT QUE :**
- bactéricide

**RECOMMANDÉE EN CAS DE :**
- furoncle
- mauvaise haleine
- rhumatismes

L'odeur du niaouli est puissante et pas toujours appréciée. Vous pouvez la mélanger à plusieurs huiles de massage : genévrier, lavande, citron, lemongrass, orange, pin, menthe poivrée et romarin.

**Mise en garde :** *Melaleuca quinquenervia cineolifera* est une huile essentielle neurotoxique et abortive. Elle est déconseillée aux femmes enceintes, allaitantes, ainsi qu'aux enfants de moins de 12 ans. Son usage doit être limité dans le temps.

## ORANGER ou ORANGE DOUCE

*Citrus sinensis*

**Famille :** rutacées
**Origine :** Afrique, Amérique, Asie, bassin méditerranéen, Europe méridionale
**Fragrance :** fraîche
**Partie utilisée :** zeste frais
**Usages :** diffusion, massage, compresse, gargarisme, bain

*Citrus sinensis* renforce le système immunitaire.

**RECOMMANDÉE EN CAS DE :**
- problèmes cutanés
- rides

**Mise en garde :** *Citrus sinensis* peut provoquer une légère intolérance épidermique. Faites un test de sensibilité avant de vous en servir. Attention, cette huile essentielle s'oxyde facilement. Elle est déconseillée aux femmes enceintes et allaitantes, ainsi qu'aux enfants de moins de 10 ans.

## ORIGAN

**Famille :** lamiacées
**Origine :** Afrique du Nord, Europe, Russie
**Fragrance :** âpre
**Parties utilisées :** feuilles fraîches et sommités florales
**Usages :** diffusion, inhalation, massage, compresse, voie orale

### Origan à inflorescences compactes

*Origanum compactum*

**SA PLUS GRANDE EFFICACITÉ :**
- combat les parasites
- élimine les bactéries

**EN CAS DE :**
- cystite
- infection broncho-pulmonaire
- mycose
- paludisme
- rhino-pharyginte

**RECOMMANDÉE EN CAS DE :**
- virus

**Mise en garde :** *Origanum compactum* peut irriter la peau. Faites un test de sensibilité avant de vous en servir. Cette huile essentielle est déconseillée aux femmes enceintes et allaitantes, ainsi qu'aux enfants de moins de 10 ans.

### Origan de Grèce CT carvacrol

*Origanum heracleoticum carvacroliferum*

**SA PLUS GRANDE EFFICACITÉ EN CAS DE :**
- infection digestive
- infection génitale
- infection respiratoire
- infection urinaire
- mycose

**RECOMMANDÉE EN CAS DE :**
- parasites

**Mise en garde :** *Origanum heracleoticum carvacroliferum* peut irriter la peau. Faites un test de sensibilité avant de vous en servir. Cette huile essentielle est déconseillée aux femmes enceintes et allaitantes, ainsi qu'aux enfants de moins de 10 ans.

# PALMAROSA

**Famille :** poacées
**Origine :** Afrique, Amérique du Sud, Inde, Java, Madagascar
**Fragrance :** fait songer à la rose
**Partie utilisée :** herbe fraîche
**Usages :** diffusion, massage, compresse, bain

## Cymbopogon martinii var. motia

*Cymbopogon martinii* var. *motia* est un bactéricide à large spectre.

**SA PLUS GRANDE EFFICACITÉ EN CAS DE :**

- bactéries
- entérite virale
- mastose
- virus

**Mise en garde :** *Cymbopogon martinii* var. *motia* n'entraîne pas d'effets secondaires indésirables, mais elle est néanmoins déconseillée aux femmes enceintes, allaitantes, ainsi qu'aux enfants de moins de 10 ans.

## Cymbopogon martinii var. sofia

*Cymbopogon martinii* var. *sofia* est surtout utilisée pour son action sur la peau.

**SA PLUS GRANDE EFFICACITÉ EN CAS DE :**

- acné
- bactéries
- eczéma
- entérite virale
- excès de sébum

**Mise en garde :** *Cymbopogon martinii* var. *sofia* ne possède pas d'effets secondaires indésirables, mais elle est néanmoins déconseillée aux femmes enceintes, allaitantes, ainsi qu'aux enfants de moins de 10 ans.

# PAMPLEMOUSSIER

**« zeste de pamplemousse »**
*Citrus paradisii*

**Famille :** rutacées
**Origine :** Amérique, Asie, bassin méditerranéen, Europe méridionale
**Fragrance :** sucrée mais aussi âpre
**Partie utilisée :** zeste frais
**Usages :** diffusion, massage, compresse, bain, voie orale

*Citrus paradisii* est surtout utilisée en cosmétique et comme antiseptique aérien. Elle purifie aussi la lymphe.

**RECOMMANDÉE EN CAS DE :**

- cellulite
- peau fatiguée
- rides
- toxines

**Mise en garde :** Ne vous exposez pas au soleil après l'usage de cette huile essentielle, car elle est photosensibilisante. Faites également un test de sensibilité avant de vous l'appliquer sur le visage. *Citrus paradisii* s'oxyde rapidement. Elle est déconseillée aux femmes enceintes, allaitantes, ainsi qu'aux enfants de moins de 10 ans.

# PATCHOULI

*Pogostemon cablin*

**Famille :** lamiacées
**Origine :** Chine, Inde, Madagascar, Malaisie, Philippines, Seychelles
**Fragrance :** senteur de mousse
**Partie utilisée :** feuille séchée
**Usages :** diffusion, massage, compresse, soins capillaires, bain

**SA PLUS GRANDE EFFICACITÉ EN CAS DE :**

- phlébite
- varices

**RECOMMANDÉE EN CAS DE :**

- champignons
- infection bactérienne
- maladie cutanée

**Mise en garde :** *Pogostemon cablin* n'entraîne pas d'effets indésirables. Toutefois, elle est déconseillée aux femmes enceintes, allaitantes, ainsi qu'aux enfants de moins de 7 ans. Son odeur puissante peut parfois gêner.

## PIN

**Famille :** abiétacées
**Origine :** Alpes, Carpates
**Partie utilisée :** aiguille fraîche
**Usages :** diffusion, inhalation, massage, compresse, bain

### Pin sylvestre

*Pinus sylvestris*

*Pinus sylvestris* est un excellent expectorant destiné à traiter les problèmes de voies respiratoires. La diffusion de son essence dans l'atmosphère l'assainit en dégageant une agréable odeur de résine et de térébenthine.



**SA PLUS GRANDE EFFICACITÉ EN CAS DE :**

- bronchite
- hypotension artérielle
- sinusite

**RECOMMANDÉE EN CAS DE :**

- gale
- grippe
- infection urinaire
- poux
- rhume
- toux persistante

**Mise en garde :** *Pinus sylvestris* n'entraîne pas d'effets secondaires indésirables, mais elle est déconseillée aux femmes enceintes, allaitantes, ainsi qu'aux enfants de moins de 10 ans.

## POIVRE NOIR

*Piper nigrum*

**Famille :** pipéracées
**Origine :** Inde, Malaisie, Sri Lanka
**Fragrance :** épicée et chaude
**Partie utilisée :** fruit séché
**Usages :** diffusion, inhalation, massage, compresse, gargarisme

**SA PLUS GRANDE EFFICACITÉ EN CAS DE :**

- douleur dentaire
- faiblesse du foie
- faiblesse du pancréas
- problèmes musculaires

**RECOMMANDÉE EN CAS DE :**

- arthrite
- entorse
- rhumatisme

**Mise en garde :** Les effets secondaires de *Piper nigrum* ne sont pas connus. Elle est donc déconseillée aux femmes enceintes, allaitantes, ainsi qu'aux enfants de moins de 12 ans.

## RAVENSARE AROMATIQUE

*Ravensara aromatica*

**Famille :** lauracées
**Origine :** Madagascar
**Partie utilisée :** feuille
**Usages :** inhalation, massage, bain
**Composant principaux :** sabinène, limonène, 1,8 cinéol, alpha-chavicol, méthylchavicol

*Ravensara aromatica* est un excellent antiviral pour les voies respiratoires. Cette huile essentielle est utilisée en cas d'épidémies de grippe et de varicelle.

**SA PLUS GRANDE EFFICACITÉ :**
- combat les virus

**EN CAS DE :**
- bronchite
- grippe
- sinusite
- zona

**EN TANT QUE :**
- expectorant

**Mise en garde :** Si cette huile essentielle n'entraîne pas d'effets secondaires indésirables, elle est déconseillée aux femmes enceintes, allaitantes, ainsi qu'aux enfants de moins de 10 ans. L'espèce *Ravensara anisata*, quant à elle, soigne le dysfonctionnement des règles mais est neurotoxique et abortive.

## ROMARIN

**Famille :** lamiacées
**Origine :** Afrique, bassin méditerranéen, Europe
**Fragrance :** épicée, stimulante
**Partie utilisée :** sommités florales
**Usages :** diffusion, inhalation, massage, compresse, bain, soins capillaires

### Romarin officinal CT camphre

*Rosmarinus officinalis camphoriferum*

**SA PLUS GRANDE EFFICACITÉ :**
- expectorant

**EN CAS DE :**
- crampes
- contractures musculaires

**Mise en garde :** *Rosmarinus officinalis camphoriferum* est déconseillée aux femmes enceintes, allaitantes, ainsi qu'aux enfants de moins de 10 ans. Cette huile essentielle est dermocaustique. Faites un test de sensibilité avant de l'utiliser.

## Romarin officinal CT cinéol

*Rosmarinus officinalis cineoliferum*

**SA PLUS GRANDE EFFICACITÉ :**

- expectorant
- supprime les bactéries

**Mise en garde :** Si *Rosmarinus officinalis cineoliferum* ne possède pas d'effcts secondaires gênants, elle est déconseillée aux femmes enceintes, allaitantes, ainsi qu'aux enfants de moins de 10 ans.

## Romarin officinal CT verbénone

*Rosmarinus officinalis verbenoniferum*



**SA PLUS GRANDE EFFICACITÉ EN CAS DE :**

- entérocolite virale

**EN TANT QUE :**

- lipolytique
- mucolytique

**Mise en garde :** *Rosmarinus officinalis verbenoniferum* est neurotoxique et abortive. Elle est formellement déconseillée aux femmes enceintes, allaitantes, et aux enfants de moins de 12 ans. Son usage doit être limité dans le temps.

# ROSE DE DAMAS

*Rosa damascena*

**Famille :** rosacées
**Origine :** bassin méditerranéen, Europe
**Fragrance :** puissante
**Partie utilisée :** pétales frais
**Usages :** diffusion, massage, compresse, gargarisme, bain, voie orale

**SA PLUS GRANDE EFFICACITÉ EN CAS DE :**

- bronchite aiguë
- bronchite chronique

**RECOMMANDÉE EN CAS DE :**

- migraine
- céphalée

**Mise en garde :** Si *Rosa damascena* n'entraîne pas d'effets secondaires indésirables, elle est déconseillée aux femmes enceintes, allaitantes, ainsi qu'aux enfants de moins de 10 ans.

## SANTAL BLANC
*Santalum album*

**Famille :** santalacées
**Origine :** Inde
**Partie utilisée :** bois
**Usages :** diffusion, voie orale, massage
**Composants principaux :** sesquiterpénol, sesquiterpène

**SA PLUS GRANDE EFFICACITÉ :**
- décongestionnant lymphatique
- décongestionnant veineux

**RECOMMANDÉE EN CAS DE :**
- eczéma sec

**EN TANT QUE :**
- fluidifiant bronchique

**Mise en garde :** *Santalum album* n'entraîne pas d'effets secondaires indésirables, mais elle est déconseillée aux femmes enceintes, allaitantes, ainsi qu'aux enfants de moins de 10 ans.

## SAPIN

### Sapin argenté ou blanc
*Abies alba*

**Famille :** abiétacées
**Origine :** Europe
**Partie utilisée :** oléorésine
**Usage :** externe uniquement

*Abies alba* remplace l'huile de pin maritime *Pinus pinaster.*

**SA PLUS GRANDE EFFICACITÉ EN CAS DE :**
- arthrose des membres
- arthrose vertébrale
- douleurs musculaires
- raideurs musculaires
- toux grasse, expectorante

**RECOMMANDÉE EN CAS DE :**
- problèmes de circulation sanguine

**Mise en garde :** *Abies alba* est neurotoxique. Elle est déconseillée aux femmes enceintes, allaitantes, et aux enfants de moins de 12 ans. Son usage doit être limité dans le temps. Ne la conservez pas plus d'une année.

## Sapin de Sibérie
*Abies sibirica*

**Origine :** Sibérie
**Fragrance :** plus boisée qu'*Abies alba*
**Partie utilisée :** aiguille
**Usages :** massage, bain, voie orale

**RECOMMANDÉE EN CAS DE :**
- bronchite asthmatiforme
- spasmes

**Mise en garde :** *Abies sibirica* n'entraîne pas d'effets secondaires indésirables. Toutefois, elle est déconseillée aux femmes enceintes, allaitantes, et aux enfants de moins de 10 ans.



## SARRIETTE DES MONTAGNES
*Satureja montana*

**Famille :** lamiacées
**Origine :** bassin méditerranéen
**Partie utilisée :** plante
**Usages :** massage, voie orale
**Composants principaux :** phénols (dont le carvacrol)

**SA PLUS GRANDE EFFICACITÉ EN CAS DE :**
- bronchite bactérienne
- cystite à candidose
- parasites

**Mise en garde :** *Satureja montana*, tout comme *Satureja hortensis*, peut irriter la peau. Faites un test de sensibilité avant de l'utiliser. Elle est déconseillée aux femmes enceintes, allaitantes, et aux enfants de moins de 12 ans.

**RECOMMANDÉE EN CAS DE :**
- candidose génitale
- gingivite
- herpès génital
- mucosités bronchiques
- teigne

**Mise en garde :** Ne pas utiliser *Melaleuca alternifolia* par voie interne du fait de sa toxicité (uniquement en gargarisme). Cette huile essentielle peut être utilisée pure uniquement en massage localisé.

## THUYA OCCIDENTAL
*Thuja occidentalis*

**Famille :** cupressacées
**Origine :** Canada, Virginie, Europe
**Partie utilisée :** rameaux
**Usage :** voie externe exclusivement, car elle est riche en cétones
**Composants principaux :** cétones

**SA PLUS GRANDE EFFICACITÉ EN CAS DE :**
- pneumonie
- toux bronchitique

**RECOMMANDÉE EN CAS DE :**
- dermatose

**Mise en garde :** *Thuja occidentalis* est une huile essentielle hautement neurotoxique et abortive. Elle est déconseillée aux femmes enceintes, allaitantes, ainsi qu'aux enfants de moins de 12 ans.

# THYM

## Thym (espèce d'Espagne)
*Thymus mastichina*

**Famille :** lamiacées
**Origine :** Europe méditerranéenne
**Partie utilisée :** tige fleurie
**Usages :** massage, bain, voie orale
**Composants principaux :** 1,8 cinéol (jusqu'à 75 %), thymol, camphre

*Thymus mastichina* décongestionne les bronches.

**SA PLUS GRANDE EFFICACITÉ EN CAS DE :**
- bronchite catharrale
- sinusite

**Mise en garde :** Si *Thymus mastichina* n'entraîne pas d'effets secondaires, elle est déconseillée aux femmes enceintes, allaitantes et aux enfants de moins de 12 ans.

## Thym saturéoïde

*Thymus satureoides*

**Composants principaux:** bornéol (jusqu'à 50 %), carvacrol
**Usages**: massage, voie orale

**SA PLUS GRANDE EFFICACITÉ EN CAS DE:**

- acné
- arthrose

**RECOMMANDÉE EN CAS DE:**

- fatigue
- fatigue sexuelle

**Mise en garde:** *Thymus satureoides* peut irriter la peau. Faites un test de sensibilité avant de l'utiliser. Par mesure de prévention, cette huile essentielle est déconseillée aux femmes enceintes et allaitantes, ainsi qu'aux jeunes enfants.



## Thym vulgaire CT géraniol

*Thymus vulgaris geranioliferum*

**Composants principaux:** géraniol
**Usages**: massage, bain

*Thymus vulgaris geranioliferum* est un bactéricide à large spectre qui peut être utilisé en massage dans le cas d'infections génito-urinaires.

**SA PLUS GRANDE EFFICACITÉ EN CAS DE:**

- bactéries
- entérite virale
- mycose

**Mise en garde:** Si *Thymus vulgaris geranioliferum* n'entraîne pas d'effets secondaires indésirables, elle est toutefois déconseillée aux femmes enceintes et allaitantes, ainsi qu'aux jeunes enfants.

## Thym vulgaire CT linalol

*Thymus vulgaris linaloliferum*

**Composants principaux :** linalol (jusqu'à 80 %), thymol, camphre
**Usages** : massage, bain, voie orale

**SA PLUS GRANDE EFFICACITÉ EN CAS DE :**
- candidose
- entérocolite

**RECOMMANDÉE EN CAS DE :**
- infection cutanée
- rhume

**Mise en garde :** *Thymus vulgaris linaloliferum* n'entraîne aucun effet secondaire indésirable. Toutefois, elle est déconseillée aux femmes enceintes et allaitantes, ainsi qu'aux jeunes enfants.

## Thym vulgaire CT paracymène

*Thymus vulgaris paracymeniferum*

**Composants principaux :** paracymène, thymol
**Usage** : massage, voie orale

**SA PLUS GRANDE EFFICACITÉ EN CAS DE :**
- arthrose
- bronchite
- douleurs ostéoarticulaires
- insuffisance hépatique

**Mise en garde :** Les effets secondaires de *Thymus vulgaris paracymeniferum* ne sont pas connus ; aussi cette huile essentielle est-elle formellement déconseillée aux femmes enceintes, allaitantes et aux enfants de moins de 12 ans.

## Thym vulgaire CT thuyanol-4

*Thymus vulgaris thuyanoliferum*

**Composant principal:** thuyanol-4
**Usage**: massage

**SA PLUS GRANDE EFFICACITÉ EN CAS DE:**

- bronchite
- fatigue générale
- insuffisance hépatique

**Mise en garde:** Si *Thymus vulgaris thuyanoliferum* n'entraîne aucun effet secondaire, elle est toutefois déconseillée aux femmes enceintes, allaitantes, et aux enfants de moins de 10 ans.



## Thym vulgaire CT thymol

*Thymus vulgaris thymoliferum*

**Composants principaux:** thymol (jusqu'à 55 %), paracymène (jusqu'à 28 %), linalol

*Thymus vulgaris thymoliferum* combat puissamment les infections.

**SA PLUS GRANDE EFFICACITÉ EN CAS DE:**

- angine
- colite infectieuse
- diarrhée
- grippe intestinale

**RECOMMANDÉE EN CAS DE:**

- fatigue
- parasites (ténia, gale, etc.)

**Mise en garde:** *Thymus vulgaris thymoliferum* est dermocaustique. Faites un test de sensibilité auparavant. À n'utiliser que durant un laps de temps limité. Elle est déconseillée aux femmes enceintes, allaitantes, ainsi qu'aux enfants de moins de 10 ans.

# VALÉRIANE

**Valériane officinale**

*Valeriana officinalis*

**Famille :** valérianacées
**Origine :** Europe
**Partie utilisée :** racine
**Usage :** massage
**Composants principaux :**
sesquiterpène, valéopatriate, valérénal, valérianol, valérénol, monoterpène

*Valeriana officinalis* détend.

### SA PLUS GRANDE EFFICACITÉ :

- combat l'agitation
- détend les muscles
- régule les tensions psychiques

**Mise en garde :** Les effets de *Valeriana officinalis* ne sont tous pas connus ; aussi est-elle formellement déconseillée aux femmes enceintes, allaitantes, ainsi qu'aux enfants de moins de 12 ans.

## Valériane des Indes

*Valeriana wallichii*

**Famille :** valérianacées
**Origine :** Inde
**Partie utilisée :** racine
**Usage :** massage

### SA PLUS GRANDE EFFICACITÉ EN CAS DE :

- hémorroïdes
- varices

**Mise en garde :** Les effets de *Valeriana wallichii* ne sont pas connus ; aussi est-elle formellement déconseillée aux femmes enceintes, allaitantes, ainsi qu'aux enfants de moins de 12 ans. Cette huile essentielle n'est pas encore vendue en pharmacie.

## VERVEINE CITRONNÉE

*Lippia citriodora*

**Famille :** verbénacées
**Origine :** Amérique du Sud
**Partie utilisée :** feuille
**Usages :** massage, bain, voie orale
**Composants principaux :** citral, sesquiterpène, monoterpénol, sesquiterpénol, esters

*Lippia citriodora* est un excellent anti-inflammatoire. Cette huile essentielle a également une action sédative.

**SA PLUS GRANDE EFFICACITÉ EN CAS DE :**

- arthrite
- inflammation articulaire
- rhumatismes

**RECOMMANDÉE EN CAS DE :**

- névralgie

**Mise en garde :** *Lippia citriodora* peut irriter la peau. Faites un test de sensibilité auparavant. C'est surtout en usage prolongé que son action s'avère efficace. Cette huile essentielle est déconseillée aux femmes enceintes, allaitantes, et aux enfants de moins de 10 ans.

## VÉTIVER

*Vetiveria zizanoides*

**Famille :** poacées
**Origine :** Amérique du Sud, Chine, océan Indien
**Partie utilisée :** racine
**Usages :** massage, voie orale
**Composants principaux :** sesquiterpène, sesquiterpénol, ester

*Vetiveria zizanoides* stimule les défenses immunitaires.

**SA PLUS GRANDE EFFICACITÉ :**

- tonique circulatoire
- tonique glandulaire

**EN CAS DE :**

- lésions acnéïques

**Mise en garde :** Si *Vetiveria zizanoides* n'entraîne aucun effet indésirable gênant, elle est toutefois déconseillée par voie orale aux femmes enceintes, allaitantes, ainsi qu'aux enfants de moins de 10 ans.

## YLANG-YLANG

*Cananga odorata genuina*

**Famille :** annonacées
**Origine :** Asie, Comores, Madagascar, Réunion
**Partie utilisée :** fleur
**Usages :** massage, voie orale (sous surveillance d'un spécialiste)
**Composants principaux :** linalol, p-crésol méthyléther, acétate de benzyle, acétate de géranyle, ylangène, pinène, eugénol

*Cananga odorata genuina* est surtout utilisée en cosmétique.

### SA PLUS GRANDE EFFICACITÉ :

- hypotenseur
- calme le système sympathique

**Mise en garde :** *Cananga odorata genuina* ne possède pas d'effets indésirables, mais son usage par voie orale sera réservé à un spécialiste. Cette huile essentielle est déconseillée par voie orale aux femmes enceintes, allaitantes, ainsi qu'aux enfants de moins de 10 ans.

# 3

# La santé par les huiles essentielles

Les huiles essentielles peuvent vous aider à guérir de nombreuses affections qui ne nécessitent pas toujours la consultation d'un médecin ; pour des pathologies plus lourdes, il est recommandé de faire appel à un professionnel de la santé.

**LES INDICATIONS DONNÉES ICI PEUVENT ÊTRE LÉGÈREMENT MODIFIÉES.** Certains remèdes associent plusieurs huiles essentielles afin d'en optimiser les effets pour une guérison plus rapide. Toutefois, sachez que ces conseils sont avant tout des suggestions ; vous pouvez très bien n'utiliser qu'une seule huile essentielle. Il est important de ne pas prendre par voie orale des huiles essentielles qui ne sont pas recommandées pour cet usage.

**BIEN QUE LE NOMBRE DE GOUTTES SOIT INDIQUÉ, RETENEZ CE PRINCIPE SIMPLE :** Pas plus de 10 à 15 gouttes (au grand maximum) pour un bain, en général un maximum de 3 à 9 gouttes quotidiennement pour une prise orale. Si vous ne possédez pas un support de dispersion tel le Disper, diluez les huiles essentielles dans un peu de savon liquide ou de mousse pour le bain.



**LES RECOMMANDATIONS DE QUANTITÉ** pour les massages sont données au chapitre sur les massages.

**LES HUILES DE MASSAGE CONSEILLÉES ONT ÉTÉ CHOISIES EN FONCTION DE LEUR ACTION BÉNÉFIQUE SUR LE TRAITEMENT DES SYMPTÔMES.** Sachez qu'elles peuvent être remplacées par toute autre huile de support si vous ne possédez pas cette huile spécifique sous la main. À quelques exceptions près (lavande, notamment), ne pas utiliser une huile essentielle pure sur la peau.

## EN RÉSUMÉ :

**L'HUILE D'ARNICA :** pour apaiser les tensions musculaires.

**L'HUILE DE CALENDULA, L'HUILE D'ONAGRE :** pour le traitement des peaux eczémateuses.

**L'HUILE DE CALOPHYLLE :** pour traiter les problèmes de tendons et d'articulations.

**L'HUILE DE MILLEPERTUIS :** pour combattre les douleurs dorsales, cervicales ou musculaires.

# LA LISTE DES PATHOLOGIES ET LEUR TRAITEMENT

## A

### Abcès

**MASSAGE :** Massez l'abcès avec 1 ou 2 gouttes d'*Eugenia caryophyllus* (giroflier) ou de *Ferula gummosa* (férule gommeuse). Renouvelez l'opération. Vous pouvez également utiliser *Allium cepa* (oignon).

### Acide urique

**VOIE ORALE :** Prenez 1 ou 2 gouttes d'*Apium graveolens* (céleri) mélangées dans un peu d'huile d'olive, à raison de 3 fois par jour.

### Aigreurs d'estomac

**VOIE ORALE :** Prenez 2 gouttes d'*Ocimum basilicum* (basilic) soit dans un peu d'huile d'olive, soit mélangées à 1 cuillerée à café de miel, à raison de 3 fois par jour.

### Allergies

**APPLICATION :** Appliquez 2 ou 3 gouttes d'*Artemisia arborescens* (armoise arborescente) sur la zone, diluées dans de l'huile d'argan.

### Allergies cutanées

**APPLICATION :** Appliquez 2 ou 3 gouttes de *Ledum groenlandicum* (lédon du Groenland) sur la zone, diluées dans de l'huile de calendula ou de germe de blé. Renouvelez l'opération au moins 3 fois par jour.

Vous pouvez aussi utiliser 1 goutte de *Cymbopogon martinii* var. *martini* (palmarosa).

### Amaigrissement (faciliter)

**VOIE ORALE :** Dans une infusion de romarin, ajoutez 1 goutte de *Citrus limon* (le citron est un excellent dépuratif), 1 goutte de *Juniperis communis* (genévrier : dépuratif également), 1 goutte de *Salvia officinalis* (sauge officinale ; elle combat la cellulite et l'excès de poids), 1 goutte de *Cupressus sempervirens* (cyprès ; diurétique aussi). Buvez cette potion magique 3 fois par jour dans l'esprit d'une cure.

**MASSAGE :** Massez avec quelques gouttes de *Citrus limon* (citron), de *Cinnamomum zeylanicum* (cannelle), de *Pelargonium graveolens* (géranium rosat) et d'*Eucalyptus citriodora* (eucalyptus citronné), mélangées dans de l'huile de calophylle.

## Amibes

Consultez un spécialiste. Les huiles essentielles qui combattent cette pathologie sont entre autres : *Melaleuca leucadendron* (mélaleuque blanc), *Laurus nobilis* (laurier noble), *Thymus vulgaris thymoliferum* (thym CT thymol), *Eugenia caryophyllus* (giroflier).

## Amygdales (inflammation)

**GARGARISME :** Effectuez plusieurs fois par jour des gargarismes avec quelques gouttes d'*Eugenia caryophyllus* (giroflier) diluées dans un verre d'eau tiède.

Essayez aussi *Thymus vulgaris thuyanoliferum* de la même manière.



## Angine

**GARGARISME :** Effectuez plusieurs fois par jour des gargarismes avec quelques gouttes d'*Eugenia caryophyllus* (giroflier) diluées dans un verre d'eau tiède.

Vous pouvez également faire des gargarismes de *Thymus vulgaris thuyanoliferum* (thym CT thuyanol) avec 1 goutte de *Melaleuca quinquenervia cineolifera* (niaouli).

**VOIE ORALE :** Prenez 1 ou 2 gouttes d'*Origanum compactum* (origan) mélangées dans 1 cuillerée à café de miel, à raison de 3 fois par jour.

**INHALATION :** Dans un bol d'eau très chaude, ajoutez quelques gouttes de *Pinus cembra* (arolle) dont vous respirerez les émanations sous une serviette chaude tenue autour du bol et maintenue juste en dessous des yeux.

## Anxiété, angoisse

**VOIE ORALE :** Prenez 1 ou 2 gouttes d'*Origanum majorana* (marjolaine des jardins) mélangées dans 1 cuillerée à café de miel, 3 fois par jour.

**DIFFUSION :** Versez dans votre diffuseur électrique le mélange suivant : $1/3$ *Cananga odorata genuina* (ylang-ylang), $1/3$ *Citrus sinensis* (orange douce), $1/3$ *Citrus paradisii* (pamplemousse).

Vous pouvez aussi opter pour : $1/3$ *Citrus paradisii* (pamplemousse), $1/3$ *Citrus reticulata* « mandarine » (mandarinier), $1/3$ *Citrus aurantium aurantium* (petit-grain) ou encore : $1/3$ *Citrus aurantium aurantium* (petit-grain), $1/3$ *Citrus reticulata* « mandarine » (mandarinier), $1/3$ *Pelargonium asperum* « Bourbon » (géranium rosat ou odorant « Bourbon »).

Si vous aimez l'odeur de lavande, choisissez *Lavandula angustifolia* (lavande officinale ou vraie) ou *Lavandula* x *burnatii* « Super » (lavandin « Super »).

**MASSAGE :** Massez les zones réflexes de vos pieds avec quelques gouttes de *Pogostemon cablin* (patchouli) ou encore d'*Origanum majorana* (marjolaine des jardins) mélangées dans une huile de massage.

## Aphte

**APPLICATION :** À l'aide d'un coton-tige, appliquez 3 fois par jour sur la plaie 1 goutte de *Laurus nobilis* (laurier noble) ou de *Rosa damascena* (rose de Damas), ou d'*Origanum majorana* (marjolaine des jardins) ou 2 gouttes d'*Eugenia caryophyllus* (giroflier).

**GARGARISME :** Vous pouvez également faire des bains de bouche avec *Origanum majorana* (marjolaine des jardins) ou avec 1 ou 2 gouttes de *Citrus limon* (citron).

## Artérite

**MASSAGE :** Massez très délicatement la zone avec 2 gouttes de *Cistus ladaniferus CT pineniferum* (ciste ladanifère à pinène), ou encore avec 2 gouttes de *Melaleuca quinquenervia cineolifera* (niaouli), chacune d'elles mélangée dans un peu d'huile de calophylle ou de millepertuis.

## Arthrite

**VOIE ORALE :** Prenez 2 gouttes d'*Eucalyptus citriodora citronnellalifera* (eucalyptus citronné CT citronnellal) avec 2 gouttes de *Lavandula* x *burnatii* « Super » (lavandin « Super ») mélangées dans 1 cuillerée à café de miel liquide, 3 fois par jour.

**MASSAGE :** Massez la zone douloureuse avec quelques gouttes de *Styrax tonkinensis* (benjoin) mélangées à un peu d'huile de calophylle. Vous pouvez aussi essayer *Citrus hystrix* (citronnier petit-grain combava) (feuilles).

Vous pouvez également masser la zone douloureuse avec *Gaultheria procumbens* (gaulthérie couchée ou « Wintergreen ») ou *Gaultheria fragrantissima* (gaulthérie odorante) mélangées dans un peu d'huile de calophylle. *Juniperus communis communis* (genévrier commun érigé) se révèle également efficace.

Contre l'arthrite et la polyarthrite ; *Helichrysum italicum* subsp. *serotinum* (hélichryse italienne ou immortelle) est excellente. Massez la zone douloureuse avec quelques gouttes de cette huile essentielle mélangées à de l'huile de calophylle.

**BAIN :** Prenez un bain chaud dans lequel vous aurez mis quelques gouttes d'*Apium graveolens* (céleri) ou encore de *Pinus sylvestris* (pin) mélangées dans un produit de dispersion.

Les douleurs aux articulations s'atténuent lorsque vous prenez un bain chaud avec 5 gouttes d'*Eucalyptus citriodora citronnellalifera* (eucalyptus citronné CT citronnellal) et 5 gouttes de *Pinus sylvestris* (pin) mélangées dans un produit de dispersion ou un peu de mousse de bain. (Une cuillerée à café de miel convient aussi pour effectuer le mélange.)

## Arthrose

MASSAGE : Massez la zone douloureuse avec quelques gouttes d'*Origanum majorana* (marjolaine des jardins) mélangées à de l'huile de calophylle.

BAIN : Prenez un bain chaud dans lequel vous aurez mis 10 gouttes d'*Origanum majorana* (marjolaine des jardins) ou encore 8 gouttes d'*Ocimum gratissimum eugeniloferum* (clocimum). Le bain doit durer une vingtaine de minutes. Renouvelez ce traitement 3 fois par semaine.

## Asthénie

MASSAGE : Massez les zones réflexes des pieds, ainsi que le long de la colonne vertébrale avec quelques gouttes de *Myristica fragrans* (muscade) mélangées dans un peu d'huile de support.

BAIN : Prenez un bain stimulant composé de 3 gouttes de *Picea mariana* (épinette noire) et de 2 gouttes de *Melaleuca quinquenervia cineolifera* (niaouli) mélangées dans un produit de dispersion. Vous pouvez ajouter 1 goutte de *Mentha piperata* (menthe poivrée) si vous en avez.



## Asthme

MASSAGE : Massez le haut du dos et le plexus solaire avec quelques gouttes d'*Artemisia dracunculus* (estragon) mélangées à un peu d'huile de macadamia.

DIFFUSION : Versez dans votre diffuseur électrique le mélange suivant : ⅓ *Ravensara* (ravensare aromatique), ⅓ *Melaleuca quinquenervia cineolifera* (niaouli), ⅓ *Eucalyptus radiata* (eucalyptus officinal).

## Athérosclérose

BAIN : Prenez un bain avec 5 à 10 gouttes de *Cedrus atlantica* (cèdre de l'Atlantique) mélangées dans un produit de dispersion.

# B

## Ballonnements

VOIE ORALE : Prenez de 1 à 3 gouttes d'*Ocimum basilicum* (basilic) mélangées dans 1 cuillerée à café de miel, 3 fois par jour, après le repas. Vous pouvez choisir aussi *Rosmarinus officinalis verbenoniferum* (romarin officinal CT verbénone).

## Bile (activer)

MASSAGE : Massez le plexus solaire et toute la région du foie, de l'estomac et de la vésicule biliaire avec quelques gouttes de *Pinus cembra* (arolle) mélangées à une huile de massage.

## Bile (calculs)

VOIE ORALE : Les calculs biliaires peuvent être soulagés par la prise de 2 ou 3 gouttes de *Juniperus communis terpineoliferum* (genévrier commun érigé CT terpinéol) mélangées dans 1 cuillerée à café de miel, 3 fois par jour.

## Bile (insuffisance)

**VOIE ORALE :** Prenez 3 gouttes de *Chrysanthemum balsamita* (balsamite) mélangées dans 1 cuillerée à café de miel, après le repas. L'usage de cette huile essentielle doit être très ponctuel et est formellement déconseillé aux femmes enceintes. Vous pouvez la remplacer par *Mentha spicata* (menthe verte).

**MASSAGE :** Massez le plexus solaire et toute la région du foie, de l'estomac et de la vésicule biliaire avec quelques gouttes de *Salvia officinalis* (sauge officinale) ou de *Artemisia arborescens* (armoise arborescente) mélangées à une huile de massage. Attention, la prise orale de ces deux huiles essentielles doit être faite avec une extrême prudence, car elles sont hautement neurotoxiques et abortives.

## Blessures (saignements)

**APPLICATION :** Appliquez plusieurs fois par jour sur la blessure 3 gouttes de *Melaleuca alternifolia* (tea tree) pure. Si vous saignez beaucoup, ajoutez aussi 1 goutte de *Cistus ladaniferus* (cyste ladanifère ou ciste ladanifère chémotype II).

## Bouffées de chaleur

**VOIE ORALE :** Prenez 2 gouttes de *Salvia sclarea* (sauge sclarée) mélangées dans 1 cuillerée à café de miel, matin et soir. Le traitement doit être de très courte durée.

**MASSAGE :** Massez-vous le ventre avec 2 gouttes de *Rosmarinus officinalis verbenoniferum* (romarin officinal CT verbénone), 2 gouttes de *Melaleuca quinquenervia cineolifera* (niaouli), ainsi que 1 goutte de *Mentha piperita* (menthe poivrée).

**BRUMISATION :** Dans un vaporisateur, versez de l'eau de rose dans laquelle vous ajouterez quelques gouttes de *Lavandula angustifolia vera* (lavande vraie). Placez le vaporisateur au frais avant de vous en servir pour rafraîchir votre visage. Cette astuce est également très sympathique lors des journées estivales.

## Bronches (mucus)

**VOIE ORALE :** Prenez de 1 à 3 gouttes de *Rosmarinus officinalis cineoliferum* (romarin officinal CT cinéol) mélangées dans 1 cuillerée à café de miel, 3 fois par jour. Vous pouvez faire de même avec *Myrtus communis cineoliferum* (myrte commun CT cinéol).

**INHALATION :** Dans un bol d'eau très chaude, ajoutez quelques gouttes de *Rosmarinus officinalis cineoliferum* (romarin officinal CT cinéol) ou encore de *Rosmarinus pyramidalis* (romarin pyramidal) dont vous respirerez les émanations sous une serviette chaude tenue autour du bol et maintenue juste en dessous des yeux. Ces huiles essentielles font bien expectorer.

Vous pouvez procéder de même avec *Eucalyptus polybractea cineolifera* (eucalyptus à fleurs multiples CT cinéol) et *Eucalyptus polybractea cryptonifera* (eucalyptus à fleurs multiples CT cryptone).

**BAIN :** Prenez un bain chaud dans lequel vous aurez mis quelques gouttes de *Melaleuca linariifolia* (mélaleuque à feuilles linéaires) ou encore de *Pinus sylvestris* (pin) mélangées dans un produit de dispersion. Vous pouvez ajouter une goutte de *Mentha pulegium* (menthe pouliot) dans l'eau du bain. Attention : la menthe pouliot est hautement neurotoxique et abortive. Vous pouvez aussi choisir *Melaleuca cajeputii* (cajeput) et *Ravensara aromatica* (ravensare aromatique).

**MASSAGE :** Massez-vous les zones réflexes du pied (correspondant aux bronches) avec quelques gouttes de *Mentha pulegium* (menthe pouliot) mélangées dans un peu d'huile de massage. Vous pouvez aussi vous masser délicatement la poitrine avec *Rosmarinus officinalis verbenoniferum* (romarin officinal CT verbénone – attention, ne prenez pas cette huile essentielle par voie orale) ou *Mentha longifolia piperitonoxidifera* (menthe à longues feuilles ou sylvestre CT pipéritonoxyde).

*Helichrysum italicum* subsp. *serotinum* (hélichryse italienne ou immortelle) peut servir en massage.

## Bronchite

**VOIE ORALE :** Prenez 2 gouttes de *Mentha spicata* (menthe verte) mélangées dans 1 cuillerée à café de miel, 3 fois par jour. Le traitement doit se faire sur une courte durée. Prenez *Cinnamomum verum eugenoliferum* (cannelier de Ceylan CT eugénol) si la bronchite est sévère.

**INHALATION :** Dans un bol d'eau très chaude, ajoutez quelques gouttes d'*Eucalyptus radiata* (eucalyptus officinal) ou encore d'*Angelica archangelica* (angélique) dont vous respirerez les émanations sous une serviette chaude tenue autour du bol et maintenue juste en dessous des yeux.

N'hésitez pas à mettre 1 ou 2 gouttes d'*Eucalyptus radiata* (eucalyptus officinal) sur votre mouchoir ou sur le coin de votre oreiller.

**DIFFUSION :** Versez dans votre diffuseur électrique le mélange suivant : ⅓ *Ravensara aromatica* (ravensare aromatique), ⅓ *Melaleuca quinquenervia cineolifera* (niaouli), ⅓ *Lavandula* x *burnatii* « Reydovan » (lavande hybride ou « Reydovan »).

Vous pouvez aussi faire ce mélange : ⅓ *Pinus sylvestris* (pin), ⅓ *Eucalyptus radiata* (eucalyptus officinal), ⅓ *Anethum graveolens* (aneth odorant).

Vous n'êtes pas obligé de pratiquer des mélanges ; *Ravensara aromatica* (ravensare aromatique) suffit.

**MASSAGE :** Massez délicatement la poitrine et le dos avec quelques gouttes de *Pinus cembra* (arolle) mélangées à une huile de support, ou également avec *Picea mariana* (épinette noire).

En massage, sur la zone des poumons, utilisez *Melaleuca alternifolia* (tea tree) et *Melaleuca quinquenervia cineolifera* (niaouli) mélangées dans une huile de support.

Massez la zone réflexe des pieds correspondant aux poumons avec quelques gouttes de *Carum carvi* (carvi) mélangées à une huile de massage. Vous pouvez également employer *Helichrysum italicum* subsp. *serotinum* (hélichryse italienne ou immortelle) soit sur la poitrine, soit sur les zones réflexes des pieds ou des mains. *Rosa damascena* (rose de Damas) convient pour les bronchites aiguës, tout comme *Eugenia caryophyllus* (giroflier).

## Bronchite chronique

VOIE ORALE : Prenez 2 gouttes de *Mentha spicata* (menthe verte) mélangées dans 1 cuillerée à café de miel, 3 fois par jour. Le traitement doit se faire sur une courte durée. Vous pouvez aussi remplacer une des prises par *Laurus nobilis* (laurier noble).

DIFFUSION : Versez dans votre diffuseur électrique un peu de *Santalum album* (santal) ou d'*Eucalyptus globulus* (eucalyptus globuleux).

N'hésitez pas à mettre sur votre mouchoir 2 ou 3 gouttes de *Mentha suaveolens dihydrocarvonifera* (menthe suave CT dihydrocarvone).

MASSAGE : Massez doucement la poitrine ou la zone réflexe des pieds correspondant aux bronches avec quelques gouttes d'*Artemisia herba-alba davanonifera* (armoise herbe blanche CT davanone) mélangées dans une huile de massage. Vous pouvez aussi vous faire plaisir en vous soignant avec *Rosa damascena* (rose de Damas).

BAIN : Prenez un bain chaud dans lequel vous aurez mis quelques gouttes d'*Eugenia caryophyllus* (giroflier) ou encore de *Pinus sylvestris* (pin) mélangées dans un produit de dispersion.

Vous pouvez opter pour ce mélange : 5 gouttes de *Pinus sylvestris* (pin sylvestre), 5 gouttes d'*Eucalyptus radiata* (eucalyptus officinal), 5 gouttes de *Lavandula latifolia cineolifera* (lavandin).

## Brûlures

APPLICATION : Appliquez sur la brûlure quelques gouttes non diluées de *Lavandula latifolia cineolifera* (lavande aspic à cinéol). Cette huile essentielle est formidable même en cas de brûlures sévères. Si la surface de peau atteinte est importante, diluez *Lavandula latifolia cineolifera* avec de l'huile de millepertuis.

Pour des petites brûlures sans gravité, essayez quelques gouttes de *Melaleuca alternifolia* (tea tree) diluées dans de l'huile de millepertuis.

# C

## Calculs biliaires

**VOIE ORALE**: Prenez 2 gouttes de *Juniperus communis terpineoliferum* (genévrier commun érigé CT terpinéol) mélangées dans 1 cuillerée à café de miel, 3 fois par jour.

## Canal carpien (syndrome du)

**MASSAGE**: Massez très délicatement la zone avec 3 ou 4 gouttes de *Gaultheria procumbens* (gaulthérie couchée ou « Wintergreen ») mélangées soit dans de l'huile d'arnica, soit dans de l'huile végétale de millepertuis. Le massage se fait en remontant du bout du pouce vers le poignet. Répétez l'opération dans la journée autant que vous le désirez. Consultez bien sûr aussi un spécialiste.



## Candidose

**DOUCHE VAGINALE**: Prenez une douche vaginale avec quelques gouttes de *Melaleuca alternifolia* (tea tree) ou de *Melaleuca quinquenervia cineolifera* (niaouli) mélangées dans un produit de dispersion. Vous pouvez également prendre un bain en ajoutant au niaouli quelques gouttes de *Litsea citrata* (litsée citronnée).

## Céphalées

**MASSAGE**: Massez délicatement vos tempes avec quelques gouttes d'*Artemisia vulgaris* (armoise) mélangées dans de l'huile d'argan ou de l'huile de germe de blé. Vous pouvez utiliser de la même manière d'autres huiles essentielles comme *Mentha arvensis* (menthe des champs), *Mentha piperita* (menthe poivrée) ou *Gaultheria procumbens* (gaulthérie couchée ou « Wintergreen »).

## Coliques

**VOIE ORALE**: Prenez 2 gouttes d'*Origanum majorana* (marjolaine des jardins) ou de *Cinnamomum cassia* (cannelier de Chine) dans une cuillerée à café de miel, 3 fois par jour, après chaque repas.

**MASSAGE**: Massez le ventre dans le sens des aiguilles d'une montre avec 3 gouttes de *Coriandrum sativum* (coriandre) mélangées dans un peu d'huile d'argan ou une autre huile de massage. Vous pouvez également masser la zone de la même manière avec quelques gouttes de *Nardostachys jatamansi* (nard de l'Himalaya) ou de *Commiphora myrrha* (myrrhe) également diluées.

**BAIN**: Prenez un bain chaud dans lequel vous aurez mis quelques gouttes d'*Eugenia caryophyllus* (giroflier) ou encore d'*Elettaria cardamomum* (cardamome) mélangées dans un produit de dispersion.

## Colite

**VOIE ORALE**: Prenez 2 gouttes d'*Artemisia dracunculus* (estragon) ou d'*Ocimum basilicum basilicum* (basilic) mélangées dans

1 cuillerée à café de miel, 3 fois par jour après les repas. Cette variété de basilic calmera les spasmes gastro-entériques.

**MASSAGE :** Massez le bas-ventre avec quelques gouttes d'*Eucalyptus campanulata* (espèce d'eucalyptus) (en cas de spasmes) ou d'*Ormenis mixta* (camomille du Maroc) mélangées dans un produit de dispersion.

**BAIN :** Prenez un bain chaud dans lequel vous aurez mis quelques gouttes d'*Elettaria cardamomum* (cardamome) mélangées dans un produit de dispersion.

## Conjonctivite

**APPLICATION :** Appliquez sur la paupière fermée un coton imbibé de 1 goutte de *Citrus limon* (citronnier « zeste de citron ») et une goutte de *Chamaemelum nobile* (camomille noble).

## Constipation

**VOIE ORALE :** Prenez 3 gouttes d'*Artemisia dracunculus* (estragon) mélangées dans 1 cuillerée à café de miel, 3 fois par jour avant les repas.

**MASSAGE :** Massez le ventre avec quelques gouttes d'*Illicium verum* (badiane) ou de *Pimpinella anisum* (anis vert) mélangées dans un produit de dispersion.

Vous pouvez également masser le ventre dans le sens des aiguilles d'une montre en partant du bas de l'aine et en remontant avec quelques gouttes de *Zingiber officinalis* (gingembre), de *Pinus pinaster* (térébenthine) et d'*Ocimum basilicum basilicum* (basilic), diluées dans une huile de massage non grasse. Si vous n'avez pas toutes ces huiles essentielles, une seule parmi elles sera opérante.

## Contractures musculaires

**MASSAGE :** Un massage des parties douloureuses et contractées s'impose avec quelques gouttes de *Rosmarinus officinalis camphoriferum* (romarin officinal CT camphre) diluées dans de l'huile d'arnica ou de millepertuis, ou encore avec quelques gouttes de *Lavandula* x *burnatii* « Super » (lavandin « Super »). La lavande est à peu près la seule huile essentielle à pouvoir être utilisée pure.

Essayez aussi la gaulthérie avec *Gaultheria procumbens* (gaulthérie couchée ou « Wintergreen ») et *Gaultheria fragrantissima* (gaulthérie odorante), diluées, elles aussi, pour le massage.

**BAIN :** Prenez un bain chaud dans lequel vous aurez mis quelques gouttes de *Gaultheria procumbens* (gaulthérie couchée ou « Wintergreen ») et de *Lavandula* x *burnatii* « Super » (lavandin « Super ») mélangées dans un produit de dispersion.

## Coup de soleil

**MASSAGE :** Rien de tel qu'une application de quelques gouttes de *Lavandula angustifolia vera* (lavande vraie) pure sur la zone. Si la surface est importante, diluez l'huile essentielle dans de l'huile de millepertuis.

## Coupures

**COMPRESSE :** Sur une compresse mouillée et chaude, versez 1 ou 2 gouttes d'*Achillea millefolium* (achillée millefeuille) et tamponnez délicatement la zone coupée.

## Courbatures

**MASSAGE :** Massez la ou les zones douloureuses avec 2 gouttes de *Mentha piperita* (menthe poivrée) associées avec quelques gouttes de *Gaultheria procumbens* (gaulthérie couchée ou « Wintergreen ») diluées dans de l'huile d'arnica. Vous pouvez également utiliser en massage contre les courbatures quelques gouttes de *Myristica fragrans* (muscade) ou de *Commiphora myrrha* (myrrhe).

**BAIN :** Prenez un bain chaud de 20 minutes avec quelques gouttes de *Zingiber officinalis* (gingembre) diluées préalablement dans un support de dispersion. Ce bain convient également lorsque vous ressentez les premiers frissons d'un refroidissement. Vous ajoutez au bain des sels d'Epsom si vous en avez.



## Crampes musculaires

**MASSAGE :** Comme pour les courbatures, massez la zone douloureuse avec quelques gouttes d'*Achillea millefolium* (achillée millefeuille) mélangées dans une huile végétale. Vous pouvez également employer *Gaultheria procumbens* (gaulthérie couchée ou « Wintergreen »), *Gaultheria fragrantissima* (gaulthérie odorante) ou encore *Rosmarinus officinalis camphoriferum* (romarin officinal CT camphre) toujours diluées dans une huile de massage. On n'a pas toujours le temps de préparer un mélange en cas de crampe : soit vous préparez un petit flacon de soin par avance, soit vous massez la zone douloureuse avec 2 ou 3 gouttes de *Lavandula* x *burnatii* « Super » (lavandin « Super ») qui peut s'utiliser pure.

## Cystite

**VOIE ORALE :** Prenez 2 ou 3 gouttes d'*Origanum compactum* (origan à inflorescences compactes) ou 2 gouttes de *Cinnamomum verum* (vrai cannelier de Chine) mélangées dans 1 cuillerée à café de miel, 3 fois par jour. Buvez beaucoup d'eau dans la journée.

**MASSAGE :** Massez le bas du ventre avec quelques gouttes d'*Ocimum gratissimum thymoliferum* (basilic CT thymol) diluées dans une huile de support. Faites un test de sensibilité, car cette huile essentielle est dermocaustique. Vous pouvez aussi masser la zone avec *Angelica archangelica* (angélique) également mélangée à un peu d'huile de massage, ou encore avec *Eugenia caryophyllus* (giroflier). *Satureja montana* (sarriette des montagnes) convient aussi, notamment pour les cystites à candidose.

**BAIN :** Prenez un bain chaud de 20 minutes avec quelques gouttes d'*Apium graveolens* (céleri) diluées préalablement dans un support de dispersion. *Eugenia caryophyllus* (giroflier) convient également.

# D

## Démangeaisons vaginales (sans mycose)

APPLICATION : Appliquez localement quelques gouttes de *Lavandula angustifolia vera* (lavande vraie) mélangées à quelques gouttes d'huile de massage.

## Dents (maux de)

VOIE ORALE : Sur un coton-tige, versez une goutte d'*Eugenia caryophyllus* (giroflier) ou de *Melaleuca leucadendra* (cajeput) avec lequel vous masserez tout le pourtour de la dent, gencive comprise.

BAIN DE BOUCHE : Prenez plusieurs bains de bouche avec quelques gouttes de *Salvia officinalis* (sauge officinale) ajoutées dans un verre d'eau tiède.

## Dépression nerveuse

VOIE ORALE : Prenez 3 gouttes de *Ledum groenlandicum* (lédon du Groenland) ou 2 ou 3 gouttes d'*Ormenis mixta* et *multicola* (camomille du Maroc) mélangées dans 1 cuillerée à café de miel, 3 fois par jour avant les repas.

MASSAGE : Massez le dos, le long de la colonne vertébrale, et la poitrine avec quelques gouttes d'*Hyssopus officinalis decumbans* (hysope officinale décombante) mélangées dans une huile de massage, ou encore *Lavandula angustifolia* (lavande officinale ou vraie) ou *Litsea citrata* (litsée citronnée).

BAIN : Prenez un bain chaud de 20 minutes avec quelques gouttes de *Lavandula angustifolia* (lavande officinale ou vraie).

## Digestion (problèmes de)

VOIE ORALE : Prenez 3 gouttes de *Chrysanthemum balsamita* (balsamite) mélangées dans une cuillerée à café de miel, juste après le repas. La prise doit être ponctuelle. Cette huile essentielle est formellement déconseillée aux femmes enceintes.

MASSAGE : Massez le plexus solaire avec quelques gouttes de *Carum carvi* (carvi) mélangées à une huile de massage. Massez dans le sens des aiguilles d'une montre.

## Digestion (stimuler la)

VOIE ORALE : Prenez 2 gouttes de *Citrus limon* (citron) ainsi que 1 goutte de *Mentha piperita* (menthe poivrée) dans 1 cuillerée à café de miel, après le repas.

## Dos (douleurs)

MASSAGE : Massez le dos avec quelques gouttes de *Myristica fragrans* (muscade) ou de *Commiphora myrrha* (myrrhe) mélangées dans de l'huile de millepertuis. Essayez aussi *Juniperus communis montana* (genévrier commun des montagnes) ou *Eucalyptus citriodora citronnellalifera* (eucalyptus citronné CT citronnellal) de la même manière.

**BAIN :** Prenez un bain chaud de 20 minutes avec 5 gouttes d'*Origanum majorana* (marjolaine, à effet relaxant), 5 gouttes de *Rosmarinus officinalis camphorifera* (romarin officinal CT camphre, contre la raideur musculaire) et 5 gouttes de *Lavandula angustifolia* (lavande officinale ou vraie, à effet antispasmodique et légèrement sédatif) mélangées dans un support de dispersion.

# E

## Enrouement

**MASSAGE :** Massez délicatement la zone de la gorge et du haut de la poitrine avec quelques gouttes de *Pinus cembra* (arolle) mélangées à une huile de massage, comme de l'huile de macadamia.

## Entorse

**MASSAGE :** Massez extrêmement doucement la zone douloureuse avec quelques gouttes de *Gaultheria procumbens* (gaulthérie couchée ou « Wintergreen ») et quelques gouttes de *Laurus nobilis* (laurier noble), diluées dans de l'huile d'arnica ou de l'huile de millepertuis.

# F

## Fatigue

**VOIE ORALE :** Prenez 2 ou 3 gouttes d'*Eugenia caryophyllus* (giroflier) mélangées à 1 cuillerée à café de miel, 3 fois par jour.

**MASSAGE :** Massez les zones réflexes des pieds avec des huiles essentielles stimulantes comme *Mentha citrata* (menthe bergamote) ou encore *Eugenia caryophyllus* (giroflier).

**BAIN :** Prenez un bain relativement chaud dans lequel vous aurez versé quelques gouttes de *Picea mariana* (épinette noire) ou d'*Angelica archangelica* (angélique) en cas de fatigue nerveuse, préalablement diluées dans un support de dispersion.

## Fièvre

**MASSAGE :** Massez la zone de vos poumons avec quelques gouttes de *Melaleuca alternifolia* (tea tree) mélangées dans une huile de massage, puis glissez-vous sous les couvertures. Cette huile essentielle va vous faire transpirer et faire tomber la fièvre.

**BAIN :** Prenez un bain tiède avec 3 gouttes de *Piper nigrum* (poivre noir) mélangées à un support de dispersion. En cas de rhume, de grippe ou de refroidissement, essayez ce traitement.

Ou encore, prenez un bain de pieds avec quelques gouttes d'*Eucalpytus globulus* (eucalyptus globuleux), mélangées dans 1 cuillerée à café de miel, utilisé ici en tant que support de dispersion.

## Foie (paresse du)

VOIE ORALE : Prenez 2 ou 3 gouttes de *Chrysanthemum balsamita* (balsamite) mélangées dans une cuillerée à café de miel, au moment du repas. Son usage doit être ponctuel. Cette huile essentielle est formellement déconseillée aux femmes enceintes. Essayez aussi 3 gouttes de *Melaleuca leucadendra* (cajeput) mélangées dans une cuillerée à café de miel, à prendre au moment du repas.

## Foie (régénération cellulaire du)

VOIE ORALE : Prenez 2 ou 3 gouttes de *Daucus carota sativa* (carotte) ou de *Pelargonium denticulatum citronnelle* (géranium rosat cultivar citronnelle) mélangées à 1 cuillerée à café de miel, 3 fois par jour, afin de régénérer les cellules du foie et remédier à une insuffisance hépatique. *Ledum groenlandicum* (lédon du Groenland) est efficace également.

MASSAGE : Massez toute la région du foie et du plexus solaire avec *Ledum groenlandicum* (lédon du Groenland) ou encore avec quelques gouttes de *Gaultheria procumbens* (gaulthérie couchée ou « Wintergreen »).

## Foie (troubles du)

VOIE ORALE : Prenez 2 ou 3 gouttes de *Citrus aurantium* subsp. *aurantium* (petitgrain bigaradier) ou d'*Apium graveolens* (céleri) mélangées à 1 cuillerée à café d'huile d'olive, 3 fois par jour.

MASSAGE : Massez la zone du foie, du pancréas, de la vésicule biliaire et le plexus solaire avec quelques gouttes de *Pelargonium asperum* « Bourbon » (géranium rosat ou odorant « Bourbon ») mélangées dans une huile de massage, avec une goutte de *Mentha piperita* (menthe poivrée).

# G

## Gaz intestinaux

VOIE ORALE : Prenez 2 ou 3 gouttes d'*Elettaria cardamomum* (cardamome) ou de *Cuminum cyminum* (cumin) mélangées à 1 cuillerée à café d'huile d'olive, 3 fois par jour. Essayez aussi *Zingiber officinalis* (gingembre) de la même manière.

## Gencives (inflammation)

MASSAGE : Massez la gencive avec quelques gouttes de *Commiphora myrrha* (myrrhe) en cas d'inflammation ou d'infection.

## Gencives (saignements)

APPLICATION : Appliquez sur la zone douloureuse quelques gouttes de *Pelargonium asperum « Bourbon »* (géranium rosat ou odorant « Bourbon »).

**BAIN DE BOUCHE :** Prenez un bain de bouche avec quelques gouttes de *Pelargonium asperum* « Bourbon »(géranium rosat ou odorant « Bourbon ») ajoutées dans un verre d'eau un peu chaude.

**BAIN DE BOUCHE :** Prenez des bains de bouche avec quelques gouttes de *Melaleuca alternifolia* (tea tree) ajoutées dans un verre d'eau un peu chaude. Vous pouvez aussi employer *Helichrysum gymnocephalum* (hélychryse), *Laurus nobilis* (laurier noble) ou *Melissa officinalis* (mélisse) de la même manière.

## Gorge (inflammation)

**BAIN DE BOUCHE :** Effectuez plusieurs fois par jour des gargarismes avec quelques gouttes de *Piper nigrum* (poivre noir) diluées dans un verre d'eau assez chaude.

## Goutte

**MASSAGE :** Massez plusieurs fois par jour le gros orteil avec quelques gouttes de *Gaultheria fragrantissima* (gaulthérie odorante) ou *Gaultheria procumbens* (gaulthérie couchée ou « Wintergreen ») diluées dans un peu d'huile d'arnica. Quelques gouttes de *Styrax tonkinensis* (benjoin) mélangées à de l'huile d'arnica ou de millepertuis conviennent aussi.



**BAIN :** Prenez un bain chaud de 20 minutes avec quelques gouttes de *Pinus sylvestris* (pin) ou d'*Apium graveolens* (céleri) préalablement diluées dans un support de dispersion.

## Grippe

**VOIE ORALE :** Prenez 2 ou 3 gouttes d'*Eucalyptus radiata* (eucalyptus officinal) ou d'*Eucalyptus globulus* (eucalyptus globuleux) mélangées à 1 cuillerée à café de miel liquide, 3 fois par jour. Alternez parfois avec *Laurus nobilis* (laurier noble). Faites un grog de la manière suivante : portez à ébullition une casserole d'eau dans laquelle vous aurez préalablement plongé trois citrons entiers non traités. Arrêtez l'ébullition et ôtez les citrons que vous couperez en deux et que vous presserez. Attention à ne pas vous brûler les doigts ! Versez le jus dans l'eau bouillante et ajoutez-y 3 gouttes de *Cinnamomum cassia* (cannelier de Chine). L'effet curatif est imparable !

**INHALATION :** Dans un bol d'eau très chaude, ajoutez quelques gouttes d'*Eucalyptus radiata* (eucalpytus officinal) et de *Melaleuca alternifolia* (tea tree) dont vous respirerez les émanations sous une serviette chaude tenue autour du bol et maintenue juste en dessous des yeux.

**DIFFUSION :** *Eucalyptus radiata* (eucalyptus officinal) en diffusion est interdite pour les bébés.

**MASSAGE :** Massez la zone des poumons avec quelques gouttes de *Melaleuca alternifolia* (tea tree) mélangées dans une huile de massage. Vous pouvez aussi masser la poitrine et le dos avec quelques gouttes de *Pinus sylvestris* (pin) mélangées à une huile de massage.

**BAIN :** Prenez un bain chaud de 20 minutes avec quelques gouttes de *Ravensara aromatica* (ravensare aromatique) et de *Lavandula* x *burnatii* « Reydovan » (lavande hybride ou « Reydovan »), avec 1 goutte de *Mentha piperita* (menthe poivrée) diluées préalablement dans un support de dispersion. Ce bain convient également lorsque vous ressentez les premiers frissons d'un refroidissement.

# H

## Haleine (mauvaise)

**BAIN DE BOUCHE :** Prenez 1 goutte de *Mentha piperita* (menthe poivrée) ou 1 goutte de *Melaleuca quinquenervia cineolifera* (niaouli) dans un verre d'eau.

## Hématome

**APPLICATION :** Appliquez 1 ou 2 gouttes d'*Helichrysum italicum* (hélichryse italienne) mélangées à de l'huile d'arnica sur l'hématome (même ancien).

## Hémorroïdes

**VOIE ORALE :** Prenez 2 gouttes de *Juniperus virginiana* (genévrier de Virginie) dans 1 cuillerée à café de miel, 3 fois par jour en cas d'hémorroïdes internes. Il est recommandé de consulter un spécialiste.

**APPLICATION :** Appliquez localement 2 gouttes de *Cupressus sempervirens* (cyprès toujours vert) et 2 gouttes de *Pistacia lentisca* (lentisque pistachier), préalablement mélangées à de l'huile de millepertuis. Renouvelez le traitement après être allé à la selle. Essayez aussi *Myrtus communis* (myrte), mélangé à de l'huile de millepertuis, éventuellement *Melaleuca cajeputii* (cajeput) ou *Pelargonium asperum* « Bourbon » (géranium rosat ou odorant « Bourbon »).

**BAIN :** Prenez un bain chaud dans lequel vous aurez mis quelques gouttes de *Commiphora myrrha* (myrrhe) ou encore quelques gouttes de *Myrtus communis* (myrte), ou bien *Pelargonium asperum* « Bourbon » (géranium rosat ou odorant « Bourbon »), mélangées dans un produit de dispersion.

## Herpès buccal

**APPLICATION :** Dès l'apparition du symptôme et pendant la crise, appliquez sur le bouton 2 gouttes pures de *Ravensara aromatica* (ravensare aromatique) ou 2 gouttes pures de *Melaleuca alternifolia* (tea tree). Renouvelez l'application à raison de 5 ou 6 fois par jour. N'attendez pas que le bouton se déclare, agissez dès les premiers chatouillements.

## Herpès génital

**APPLICATION :** Si vous le supportez, appliquez 2 ou 3 gouttes de *Ravensara aromatica* (ravensare aromatique) ou de *Melaleuca cajeputii* (cajeput) sur la zone.

**DOUCHE VAGINALE :** Étant donné l'emplacement de l'herpès, le mieux est de prendre plusieurs fois par jour une douche vaginale comprenant quelques gouttes de *Melaleuca alternifolia* (tea tree) mélangées dans du Disper. Essayez aussi *Melaleuca quinquenervia cineolifera* (niaouli).

## Hypertension artérielle

**VOIE ORALE**: Prenez 2 gouttes de *Lavandula angustifolia* (lavande officinale ou vraie) ou *Lavandula* x *burnatii* « Super » (lavandin « Super ») et 2 gouttes de *Cananga odorata genuina* (ylang-ylang) mélangées dans 1 cuillerée à café de miel, 3 fois par jour.

## Hypotension

**VOIE ORALE**: Prenez 2 gouttes de *Pinus sylvestris* (pin) ou 2 gouttes de *Mentha citrata* (menthe bergamote) mélangées dans 1 cuillerée à café de miel, le matin et à midi. Évitez de les prendre avant de vous coucher.



# I

## Impuissance

**VOIE ORALE**: Prenez 2 ou 3 gouttes de *Zingiber officinalis* (gingembre) mélangées dans 1 cuillerée à café de miel, 3 fois par jour.

## Insomnie

**VOIE ORALE**: Prenez 2 gouttes de *Ledum groenlandicum* (lédon du Groenland) ou d'*Angelica archangelica* (angélique, racine) mélangées dans 1 cuillerée à café de miel, 3 fois par jour. Vous pouvez aussi prendre 2 ou 3 gouttes de *Cymbopogon flexuosus* (lemongrass) ou de *Litsea citrata* (litsée citronnée) avant d'aller vous coucher, mélangées à 1 cuillerée à café de miel ou un peu d'huile d'olive.

**DIFFUSION**: Dans un diffuseur électrique, versez un peu de *Lavandula angustifolia vera* (lavande vraie) et placez-le dans votre chambre à coucher. Vous pouvez aussi diffuser *Citrus reticulata* « mandarine » (mandarinier).

**MASSAGE**: Massez le dos, la poitrine, les épaules avec *Origanum majorana* (marjolaine des jardins) ou avec *Myrtus communis cineoliferum* (myrte commun CT cinéol) mélangées dans une huile de massage.

**BAIN**: Prenez un bain chaud dans lequel vous aurez mis quelques gouttes d'*Origanum majorana* (marjolaine des jardins) ou encore d'*Elettaria cardamomum* (cardamome) mélangées dans un produit de dispersion.

# J

## Jambes (station debout prolongée)

**MASSAGE :** Massez les jambes en partant des chevilles et en remontant vers le haut avec quelques gouttes de *Lavandula angustifolia vera* (lavande vraie) et quelques gouttes de *Cupressus sempervirens* (cyprès toujours vert) diluées dans de l'huile de macadamia.

## Jambes lourdes

**VOIE ORALE :** Prenez 2 gouttes de *Cupressus sempervirens* (cyprès toujours vert) dans 1 cuillerée à café de miel liquide, 2 ou 3 fois par jour.

**MASSAGE :** Massez les jambes en partant des chevilles et en remontant vers le haut avec quelques gouttes de *Pistacia lentiscus* (lentisque pistachier) et quelques gouttes de *Cupressus sempervirens* (cyprès toujours vert) diluées dans de l'huile de macadamia.

# L

## Laryngite

**MASSAGE :** Massez délicatement la gorge et le haut de la poitrine avec quelques gouttes de *Pinus cembra* (arolle) mélangées à un peu d'huile d'argan.

## Libido (manque)

**VOIE ORALE :** Prenez 2 gouttes de *Cananga odorata genuina* (ylang-ylang) et 1 goutte de *Zingiber officinale* (gingembre) mélangées à une cuillerée à café de miel liquide, 2 fois par jour.

## Lombalgie

**MASSAGE :** Massez doucement la zone plusieurs fois par jour avec quelques gouttes de *Gaultheria fragrantissima* (gaulthérie couchée ou « Wintergreen ») ou de *Ilicium verum* (badiane), ou encore quelques gouttes d'*Ocotea pretiosa* (sassafras du Brésil) mélangées à un peu d'huile d'arnica. Attention, cette dernière huile essentielle est neurotoxique et abortive. Elle est déconseillée aux femmes enceintes et aux enfants de moins de 12 ans. Son usage doit être limité dans le temps.

## Lymphe (activer la circulation)

**BAIN :** Pour activer la circulation de la lymphe, prenez un bain avec quelques gouttes d'*Aniba rosaeodorata* (bois de rose) diluées préalablement dans un support de dispersion. Vous pouvez également utiliser cette huile essentielle en massage.

## Lymphe (décongestionner la)

**MASSAGE :** Faites un drainage lymphatique en insistant délicatement sur les ganglions avec quelques gouttes de *Pistacia* *lentiscus* (lentisque pistachier) ou encore de *Myrtus communis myrtenylacetatiferum* (myrte commun CT acétate de myrtényle) mélangées à une huile de massage. Il faudra faire ce massage régulièrement.

# M

## Mal des transports

**VOIE ORALE :** Prenez 1 goutte de *Citrus limon* (citronnier « zeste de citron ») et 1 goutte de *Mentha piperita* (menthe poivrée) sur un demi ou un morceau entier de sucre. Laissez fondre dans la bouche.

## Maux de tête

**VOIE ORALE :** Prenez 1 goutte d'*Eugenia caryophyllus* (giroflier) ou 1 goutte de *Chamaemelum nobilis* (camomille noble) mélangées à 1 cuillerée à café de miel liquide.



**MASSAGE :** Massez délicatement vos tempes en remontant vers le haut avec quelques gouttes de *Mentha piperita* (menthe poivrée) mélangées à un peu d'huile d'argan ou de millepertuis.

## Migraines

**MASSAGE :** Massez délicatement le front et les tempes avec 4 ou 5 gouttes de *Gaultheria procumbens* (gaulthérie couchée « Wintergreen ») et 4 ou 5 gouttes de *Mentha piperita* (menthe poivrée), mélangées à un peu d'huile d'argan ou de millepertuis. Vous pouvez également essayer quelques gouttes de *Nardostachys jatamansi* (nard de l'Himalaya) mélangées à une huile végétale convenant pour le visage.

## Muscles endoloris

**MASSAGE :** Massez délicatement la zone douloureuse avec 4 ou 5 gouttes d'*Abies alba* (sapin argenté ou blanc) ou de *Pinus sylvestris* (pin sylvestre) mélangées dans 1 cuillère à soupe d'huile d'arnica.

## Mycose buccale

**VOIE ORALE :** Prenez 2 ou 3 fois par jour, 2 ou 3 gouttes de *Boswelia carterii* (encens) dans 1 cuillerée à café de miel que vous ferez fondre sous la langue.

## Mycoses gynécologiques

**DOUCHE :** Prenez plusieurs fois par jour une douche vaginale avec quelques gouttes de *Pelargonium asperum* « Égypte » (géranium rosat CT Égypte) ou de *Lavandula latifolia cineolifera* (lavande aspic CT cinéol) mélangées dans un support de dispersion neutre. Il faut bien évidemment aller consulter un spécialiste.

## Mycoses

**VOIE ORALE :** Prenez 1 goutte de *Melaleuca alternifolia* (tea tree), 1 goutte de *Cymbopogon citratus* ou *flexuosus* (lemongrass) ou de *Litsea citrata* (litsée citronnée), ainsi que 1 goutte de *Cymbopogon martinii* var. *martini* (palmarosa dans 1 cuillerée à café de miel liquide, 3 fois par jour. Vous pouvez aussi essayer 2 gouttes d'*Origanum compactum* (origan à inflorescences compactes) ou 2 gouttes d'*Origanum heracleoticum carvacroliferum* (origan de Grèce CT carvacrol) dans 1 cuillerée à café de miel liquide, 2 fois par jour.

# N

## Nerfs (calmer les)

VOIE ORALE : Prenez 1 ou 2 gouttes de *Cuminum cyminum* (cumin) ou de *Juniperus communis communis* (genévrier commun érigé) dans 1 cuillerée à café de miel liquide.

## Névralgies (douleurs)

MASSAGE : Massez délicatement la zone douloureuse avec 6 gouttes de *Lavandula angustifolia* (lavande officinale), 6 gouttes de *Gaultheria procumbens* (gaulthérie couchée ou « Wintergreen ») et 6 gouttes d'*Origanum majorana* (marjolaine), mélangées dans un peu d'huile de millepertuis.

## Nez bouché ou congestionné

INHALATION : Dans un bol d'eau très chaude, mélangez 7 gouttes de *Ravensara aromatica* (ravensare aromatique), 5 gouttes de *Pinus sylvestris* (pin sylvestre), 3 gouttes de *Mentha piperita* (menthe poivrée) et 3 gouttes d'*Eugenia caryophyllus* (giroflier) dont vous respirerez les émanations sous une serviette chaude tenue autour du bol et maintenue juste en dessous des yeux.

AUTRE RECETTE : Dans un bol d'eau très chaude, mélangez 4 gouttes d'*Eucalyptus radiata* (eucalyptus officinal) avec 4 gouttes de *Melaleuca alternifolia* (tea tree) ou de *Melaleuca quinquenervia cineolifera* (niaouli) dont vous respirerez les émanations sous une serviette chaude tenue autour du bol et maintenue juste en dessous des yeux.

Vous pouvez verser 1 ou 2 gouttes d'un de ces deux mélanges, ou 1 ou 2 gouttes de *Pinus sylvestris* (pin sylvestre), sur un mouchoir que vous respirerez.

## Nez (saignements)

USAGE EXTERNE : Versez 2 gouttes de *Cistus ladaniferus* (ciste ladanifère) ou d'*Eucalyptus radiata* (eucalyptus officinal) sur un petit morceau de coton que vous glisserez dans la narine. Renouvelez le soin si nécessaire.



# O

## Œdème

MASSAGE : Massez les jambes avec quelques gouttes de *Cupressus sempervirens* (cyprès toujours vert) ou quelques gouttes d'*Helichrysum italicum* subsp. *serotinum* (hélichryse italienne ou immortelle) mélangées à une huile de massage. Vous pouvez aussi masser les zones réflexes des pieds avec quelques gouttes de *Cedrus atlantica* (cèdre de l'Atlantique) pour les décongestionner.

## Oreilles (bourdonnements)

**USAGE EXTERNE :** Versez 2 gouttes de *Citrus aurantium* subsp. *aurantium* (petit-grain bigaradier) et 1 goutte de *Melaleuca quinquenervia viridiflora* (niaouli) sur un petit morceau de coton imbibé d'eau tiède. Glissez délicatement dans l'oreille.

## Os (fracture)

**USAGE EXTERNE :** Après le retrait d'un plâtre, vous pouvez faire un bandage avec *Canarium luzonicum* (elémi) afin d'accélérer la guérison : vous mélangerez de 15 à 20 gouttes de cette huile essentielle dans 50 ml de pommade de base neutre.



## Otite

**VOIE ORALE :** Prenez 2 gouttes d'*Origanum compactum* (origan à inflorescences compactes) ou 2 gouttes de *Thymus vulgaris Thujaxoliferum* (thym vulgaire CT thuyanol-4) mélangées à 1 cuillerée à café de miel liquide, 3 fois par jour.

**APPLICATION :** Versez 2 gouttes de *Thymus vulgaris Thuyanoliferum* (thym vulgaire CT thuyanol-4) et 2 gouttes de *Melaleuca quinquenervia viridiflora* (niaouli) ainsi que 1 goutte de *Melaleuca alternifolia* (tea tree) sur un petit morceau de coton imbibé d'eau tiède. Glissez délicatement dans l'oreille.

**MASSAGE :** Massez derrière l'oreille avec quelques gouttes d'*Eucalyptus globulus* (eucalyptus globuleux), mélangées à une huile végétale.

## Otite infantile

**USAGE EXTERNE :** L'otite infantile se soigne bien avec *Eucalyptus radiata* (eucalyptus officinal), néanmoins il est vivement conseillé de consulter un spécialiste.

# P

## Pancréas (faiblesse du)

**VOIE ORALE :** Prenez 1 ou 2 gouttes de *Mentha piperita* (menthe poivrée), mélangées à 1 cuillerée à café de miel liquide, 3 fois par jour.

## Parasites intestinaux

**VOIE ORALE :** Prenez 2 gouttes de *Melaleuca quinquenervia cineolifera* (niaouli), mélangées à 1 cuillerée à café de miel liquide, 3 fois par jour.

## Parodontose

**MASSAGE :** Massez doucement la gencive avec quelques gouttes de *Laurus nobilis* (laurier noble).

**GARGARISME :** Effectuez 3 fois par jour des gargarismes avec quelques gouttes de *Laurus nobilis* (laurier noble) mélangées dans un verre d'eau tiède.

## Pharyngite

**MASSAGE :** Massez délicatement la zone de la gorge et du haut de la poitrine avec quelques gouttes de *Pinus cembra* (arolle) ou de *Melaleuca alternifolia* (tea tree) mélangées à une huile de support.

## Phlébite – paraphlébite

**MASSAGE :** Massez les jambes avec quelques gouttes d'*Helichrysum italicum* subsp. *serotinum* (hélichryse italienne ou immortelle) ou quelques gouttes de *Pogostemon cablin* (patchouli) mélangées à une huile de massage, pour décongestionner. Vous pouvez aussi masser les zones réflexes des pieds avec quelques gouttes de *Pogostemon cablin* (patchouli).

## Pieds froids (maladie de Raynaud)

**VOIE ORALE :** Prenez 2 gouttes de *Lentisca pistacia* (lentisque pistachier) mélangées à 1 cuillerée à café de miel liquide, 3 fois par jour.

**MASSAGE :** Massez vos pieds ou vos mains froides avec quelques gouttes d'*Helichrysum italicum* subsp. *serotinum* (hélichryse italienne ou immortelle) ou encore de *Pogostemon cablin* (patchouli) mélangées à un peu d'huile d'arnica.

## Piqûres d'insectes

**APPLICATION :** Appliquez sur l'endroit de la piqûre 1 ou 2 gouttes de *Pelargonium asperum* « Chine » (géranium rosat ou odorant « Chine ») et quelques gouttes de *Lavandula latifolia cineolifera* (lavande aspic CT cinéol). Vous pouvez également n'utiliser que la lavande. Vous soignerez de la même manière les piqûres de guêpe ou de méduse. Pensez à en avoir en été dans votre sac.

## Pneumonie

**MASSAGE :** Massez délicatement la zone de la poitrine ainsi que le haut du dos avec quelques gouttes d'*Hyssopus officinalis* (hysope officinale) mélangées à une huile de massage. Vous pouvez également masser avec le même mélange la zone réflexe des pieds correspondant aux poumons.

## Polyarthrite

**MASSAGE :** Massez la zone douloureuse avec quelques gouttes d'*Helichrysum italicum* subsp. *serotinum* (hélichryse italienne ou immortelle) mélangées à de l'huile de calophylle. Essayez aussi en cas de polyarthrite rhumatoïde quelques gouttes de *Melaleuca quinquenervia nerolidolifera* (mélaleuque à feuilles pentanerves CT nérolidol) mélangées à de l'huile de calophylle. *Juniperus communis communis* (genévrier commun érigé) peut être utilisée en massage sur la zone de la même manière, mais aussi par voie orale, à raison de 2 gouttes mélangées dans 1 cuillerée à café de miel liquide, 3 fois par jour.

## Prostate

**VOIE ORALE :** Prenez 2 gouttes de *Cupressus sempervirens* (cyprès toujours vert), 2 gouttes de *Ledum groenlandicum* (lédon du Groenland) et 2 gouttes de *Pistacia lentiscus* (lentisque pistachier) dans 1 cuillerée à café de miel liquide, 2 fois par jour. En cas d'inflammation de la prostate, utilisez *Pelargonium denticulatum citronnelle* (géranium rosat cultivar citronnelle).

# R

## Refroidissement

**INHALATION :** Dans un bol d'eau très chaude, versez 15 gouttes de *Rosmarinus pyramidalis* (romarin pyramidal) dont vous respirerez les émanations sous une serviette chaude tenue autour du bol et maintenue juste en dessous des yeux.



**DIFFUSION :** Dans un diffuseur électrique, versez un peu de *Rosmarinus pyramidalis* (romarin pyramidal) pour purifier la pièce et dégager en même temps les voies respiratoires.

## Règles (douleurs)

**VOIE ORALE :** Prenez 1 goutte d'*Artemisia dracunculus* (estragon) et 2 gouttes d'*Ocimum gratissimum thymoliferum* (basilic CT thymol) dans 1 cuillerée à café de miel liquide, 3 fois par jour. Vous pouvez inverser les quantités si vous constatez un meilleur résultat.

**BAIN :** Prenez un bain de 20 minutes avec 6 gouttes de *Lavandula angustifolia vera* (lavande vraie) et 6 gouttes de *Chamaemelum nobile* (camomille [relaxant]) mélangées dans un support de dispersion.

**MASSAGE :** Massez doucement votre ventre et votre abdomen avec les mêmes huiles essentielles mélangées à une huile de massage. Vous pouvez, pour l'odeur et le plaisir, ajouter 1 ou 2 gouttes d'huile essentielle de rose, toutefois celle-ci est très onéreuse.

## Règles (troubles)

**VOIE ORALE :** Prenez 2 gouttes de *Salvia sclarea* (sauge sclarée) dans 1 cuillerée à café de miel liquide, 3 fois par jour.

**BAIN :** Prenez un bain de 20 minutes avec 10 à 15 gouttes de *Commiphora myrrha* (myrrhe) mélangées dans un support de dispersion.

**MASSAGE :** Massez doucement votre ventre et votre abdomen avec quelques gouttes d'*Artemisia vulgaris* (armoise) mélangées à une huile de massage.

## Reins (faiblesse)

**MASSAGE :** Massez délicatement la zone des reins avec quelques gouttes de *Pelargonium asperum* « Bourbon » (géranium rosat ou odorant « Bourbon »), quelques gouttes de *Juniperus communis terpineoliferum* (genévrier commun érigé CT terpinéol), ainsi que quelques gouttes d'*Apium graveolens* (céleri) mélangées à une huile de massage. Vous pouvez également masser avec le même mélange la zone réflexe des pieds correspondant aux reins.

**BAIN**: Prenez un bain de 20 minutes avec 10 à 15 gouttes de ces mêmes huiles essentielles mélangées dans un support de dispersion. Vous pouvez aussi ajouter quelques gouttes de *Rosmarinus officinalis camphoriferum* (romarin officinal CT camphre).

## Rétention d'eau

**MASSAGE**: Massez au moins 2 fois par jour la ou les zones avec quelques gouttes de *Lentiscus pistacia* (lentisque pistachier) mélangées dans un peu d'huile d'arnica.

## Rhinite

**DIFFUSION**: Dans un diffuseur atmosphérique électrique, versez un mélange d'huiles essentielles à raison de ⅓ d'*Eucalyptus radiata* (eucalyptus officinal), ⅓ de *Melaleuca quinquenervia cineolifera* (niaouli), ⅓ de *Ravensara* (ravensare aromatique).

## Rhino-pharyngite

**MASSAGE**: Massez les sinus, la zone de la gorge ainsi que le haut de la poitrine avec quelques gouttes d'*Eucalyptus globulus* (eucalyptus globuleux) ou d'*Origanum compactum* (origan à inflorescences compactes) mélangées dans un peu d'huile de massage. Vous pouvez également masser les zones avec quelques gouttes d'*Helichrysum italicum* subsp. *serotinum* (hélichryse italienne ou immortelle), également mélangées à une huile de massage.

## Rhumatismes

**MASSAGE**: Massez la zone douloureuse avec quelques gouttes d'*Illicium verum* (badiane) ou de *Gaultheria procumbens* (gaulthérie couchée ou « Wintergreen »), ou encore de *Gaultheria fragrantissima* (gaulthérie odorante), diluées dans de l'huile d'arnica. Vous pouvez également, dans une pommade à base d'arnica, ajouter quelques gouttes de *Styrax tonkinensis* (benjoin) et de *Zingiber officinalis* (gingembre). *Litsea citrata* (litsée citronnée) est également appropriée pour les rhumatismes articulaires.

**BAIN**: Prenez un bain de 20 minutes avec un mélange d'huiles essentielles comme *Melaleuca quinquenervia cineolifera* (niaouli), *Apium graveolens* (céleri) ou *Cymbopogon winterianus* (citronnelle de Java) et quelques gouttes de *Chamaemelum nobile* (camomille [relaxant]) mélangées dans un support de dispersion.

## Rhume

**INHALATION**: Dans un bol d'eau très chaude, versez 15 gouttes d'*Eucalyptus radiata* (eucalyptus officinal) ou de *Pinus* *sylvestris* (pin sylvestre), ou encore quelques gouttes d'*Abies alba* (sapin argenté ou blanc) dont vous respirerez les émanations sous une serviette chaude tenue autour du bol et maintenue juste en dessous des yeux. Quelques gouttes de *Pinus cembra* (arolle) conviennent aussi.

DIFFUSION : Dans un diffuseur électrique, versez un peu d'*Eucalyptus radiata* (eucalyptus officinal) ou de *Pinus sylvestris* (pin sylvestre).

MASSAGE : Massez la poitrine et le haut du dos avec quelques gouttes de *Melaleuca alternifolia* (tea tree) ou d'*Eucalyptus globulus* (eucalyptus globuleux) et d'*Eucalyptus radiata* (eucalyptus officinal) mélangées dans une huile de massage. Rien ne vous empêche d'ajouter quelques gouttes de *Lavandula x burnatii* « Reydovan » (lavande hybride ou « Reydovan ») qui complétera bien le soin.



BAIN : Prenez un bain chaud de 20 minutes avec 15 gouttes d'*Eucalyptus radiata* (eucalyptus officinal) ou de *Pinus sylvestris* (pin sylvestre). Vous pouvez aussi ajouter quelques gouttes de *Mentha piperita* (menthe poivrée) préalablement mélangées dans un support de dispersion. Si vous possédez *Melaleuca alternifolia* (tea tree), vous pouvez en mettre quelques gouttes dans l'eau de votre bain, diluées bien sûr dans un support de dispersion.

## Rhume des foins

VOIE ORALE : Prenez 2 gouttes d'*Artemisia dracunculus* (estragon) ainsi que 1 goutte de *Lavandula angustifolia* (lavande officinale) dans 1 cuillerée à café de miel liquide, 3 fois par jour.

MASSAGE : Massez délicatement les ailes du nez et les tempes avec 1 goutte de *Lavandula angustifolia* (lavande officinale) pure. Vous pouvez aussi ajouter 1 goutte d'*Artemisia dracunculus* (estragon) ; dans ce cas, diluez les huiles essentielles dans un peu de crème de beauté ou un peu d'huile végétale convenant pour le visage.

# S

## Sciatique

MASSAGE : Massez la zone douloureuse avec quelques gouttes d'*Eucalyptus citriodora* citronnellalifera (eucalyptus citronné CT citronnellal) ou de *Juniperus communis communis* (genévrier commun érigé) diluées dans de l'huile d'arnica.

BAIN : Prenez un bain chaud de 20 minutes avec 15 gouttes d'*Apium graveolens* (céleri), préalablement mélangées dans un support de dispersion.

## Sclérose en plaques

**MASSAGE :** Massez la zone à traiter avec du *Cistus ladaniferus* (*pineniferum*) (ciste ladanifère), mélangées dans une huile de massage. Il est vivement recommandé de consulter un spécialiste.

## Sinusite

**VOIE ORALE :** Prenez 2 gouttes de *Laurus nobilis* (laurier noble) avec 1 goutte d'*Origanum heracleoticum* (origan) ainsi que 1 goutte de *Thymus vulgaris thuyanoliferum* (thym CT thuyanol), mélangées dans 1 cuillerée à café de miel, 3 fois par jour. Commencez d'abord par *Laurus nobilis* (laurier noble) toute seule (5 ou 6 fois quotidiennement) et si cela ne vous donne pas de résultats assez satisfaisants, poursuivez avec le mélange d'huiles essentielles (pendant 3 jours seulement, 3 fois par jour). Le laurier noble est efficace contre la sinusite chronique.

**INHALATION :** Dans un bol d'eau très chaude, versez 10 gouttes d'*Eucalyptus radiata* (eucalyptus officinal) et 3 gouttes de *Mentha piperita* (menthe poivrée) dont vous respirerez les émanations sous une serviette chaude tenue autour du bol et maintenue juste en dessous des yeux. Quelques gouttes de *Melaleuca alternifolia* (tea tree) conviennent aussi.

**DIFFUSION :** Dans un diffuseur électrique, versez un peu d'*Eucalyptus radiata* (eucalyptus officinal) ou de *Ravensara aromatica* (ravensare aromatique), ou encore de *Picea mariana* (épinette noire).

**BAIN :** Prenez un bain chaud de 20 minutes avec 15 gouttes d'*Eugenia caryophyllus* (giroflier) ou de *Ravensara aromatica* (ravensare aromatique) préalablement mélangées dans un support de dispersion.

**MASSAGE :** Massez les zones des sinus et du front avec quelques gouttes d'*Eucalyptus globulus* (eucalyptus globuleux) mélangées dans une huile végétale convenant pour le visage. Vous pouvez utiliser également de la même manière *Pinus sylvestris* (pin sylvestre), de *Pinus cembra* (arolle) ou *Pinus laricio* (pin laricio).

## Spasmes

**MASSAGE :** Massez la zone avec quelques gouttes de *Nardostachys jatamansi* (nard de l'Himalaya) mélangées dans de l'huile de millepertuis. Vous pouvez également opter pour *Juniperus communis montana* (genévrier commun des montagnes) ou *Juniperus communis communis* (genévrier commun érigé). Vous pouvez aussi masser la zone avec quelques gouttes de *Cymbopogon nardus* (citronnelle de Ceylan) si votre peau la tolère.

**BAIN :** Prenez un bain chaud de 20 minutes avec 15 gouttes de *Gaultheria procumbens* (gaulthérie couchée ou « Wintergreen ») ou de *Gaultheria fragrantissima* (gaulthérie odorante), ou encore d'*Eucalyptus campanulata* (espèce d'eucalyptus), préalablement mélangées dans un support de dispersion.

## Spasmophilie

**VOIE ORALE :** Prenez 2 gouttes d'*Artemisia dracunculus* (estragon) mélangées à 1 cuillerée à café de miel liquide, 3 fois par jour.

## Stress

**VOIE ORALE :** Prenez 2 gouttes de *Chamaemelum nobile* (camomille noble) et 2 gouttes de *Ledum groenlandicum* (lédon du Groenland) mélangées à une cuillerée à café de miel liquide, 3 fois par jour après les repas.

**DIFFUSION :** Dans un diffuseur électrique, versez un peu de *Lavandula angustifolia* (lavande officinale ou vraie) ou de *Citrus reticulata* « mandarine » (mandarinier).



**BAIN :** Prenez un bain chaud de 20 minutes avec 15 gouttes de *Lavandula angustifolia* (lavande officinale ou vraie) ou d'*Hyssopus* (hysope) préalablement mélangées dans un support de dispersion.

**MASSAGE :** Massez-vous les pieds ou le haut des épaules avec quelques gouttes de *Lavandula angustifolia* (lavande officinale ou vraie) ou de *Citrus reticulata* « mandarine » (mandarinier), mélangées à une huile de massage. Vous pouvez également utiliser *Hyssopus* (hysope), mélangée dans un peu d'huile ou de crème de massage.

## Système immunitaire (stimuler)

**VOIE ORALE :** Prenez 2 gouttes de *Ravensara* (ravensare aromatique) et 1 goutte d'*Origanum majorana* (origan) mélangées à une cuillerée à café de miel liquide, 3 fois par jour après les repas.

**MASSAGE :** Massez tout le corps ou seulement les zones réflexes des pieds avec quelques gouttes de *Melaleuca alternifolia* (tea tree) mélangées dans une huile de massage.

# T

## Tachycardie

**VOIE ORALE :** Prenez 2 gouttes de *Cananga odorata genuina* (ylang-ylang) et 2 gouttes de *Lavandula angustifolia* vera (lavande vraie) mélangées à une cuillerée à café de miel liquide, matin et soir.

## Tendinite

**MASSAGE :** Massez plusieurs fois par jour la zone douloureuse avec quelques gouttes de *Gaultheria procumbens* (gaulthérie couchée ou « Wintergreen ») ou de *Gaultheria fragrantissima* (gaulthérie odorante), ou de *Litsea citrata* (litsée citronnée) ou encore d'*Eucalyptus citriodora citronnellalifera* (eucalyptus citronné CT citronnellal), mélangées dans de l'huile de millepertuis.

## Tennis-elbow

MASSAGE : Massez plusieurs fois par jour la zone douloureuse en partant du pouce vers le poignet et l'avant-bras avec quelques gouttes d'*Eucalyptus citriodora citronnellalifera* (eucalyptus citronné CT citronnellal) et quelques gouttes d'*Helichrysum gymnocephalum* (hélichryse à capitules nues) mélangées dans de l'huile d'arnica ou de millepertuis.

## Torticolis

MASSAGE : Massez plusieurs fois par jour la zone douloureuse avec quelques gouttes de *Gaultheria procumbens* (gaulthérie couchée ou « Wintergreen ») et de *Laurus nobilis* (laurier noble) mélangées dans de l'huile d'arnica ou de millepertuis.

## Toux

MASSAGE : Massez délicatement la poitrine et le dos avec quelques gouttes de *Pinus cembra* (arolle), de *Pinus sylvestris* (pin sylvestre) ou encore d'*Eucalyptus radiata* (eucalyptus officinal) préalablement mélangées à une huile de massage. Si votre toux est accompagnée de quintes, choisissez plutôt un massage avec quelques gouttes de *Lavandula latifolia cineolifera* (lavande aspic CT cinéol).

## Toux grasse

VOIE ORALE : Prenez 2 gouttes d'*Inula helenium* (aunée) mélangées à 1 cuillerée à café de miel liquide, matin et soir. Attention, cette huile essentielle n'est à employer que durant une très courte période de temps.

MASSAGE : Massez délicatement la poitrine et le dos avec quelques gouttes d'*Inula helenium* (aunée) préalablement mélangées à une huile de massage. Faites d'abord un test de sensibilité.

## Toux sèche

VOIE ORALE : Prenez 2 gouttes d'*Eucalyptus globulus* (eucalyptus globuleux) et 2 gouttes de *Cupressus sempervirens* (cyprès toujours vert) mélangées à une cuillerée à café de miel liquide, 3 fois par jour.

## Transpiration (pieds)

MASSAGE : Massez vos pieds avec un mélange de *Cupressus sempervirens* (cyprès toujours vert), de *Salvia officinalis* (sauge officinale) et de *Mentha* (menthe) mélangées dans un peu d'alcool camphré.

# V

## Varices (gonflement)

MASSAGE : Massez délicatement les zones avec quelques gouttes d'*Achillea millefolium* (achillée millefeuille) ou de *Pogostemon cablin* (patchouli), ou encore quelques gouttes de *Myrtus communis myrtenylacetatiferum* (Myrte commun CT acétate de myrtényle), diluées préalablement soit dans de l'extrait d'hamamélis, soit dans une huile de millepertuis.

## Veines (décongestionner)

MASSAGE : Massez délicatement la ou les zones avec quelques gouttes de *Pistacia lentiscus* (lentisque pistachier) ou de *Myrtus communis myrtenylacetatiferum* (myrte commun CT acétate de myrtényle) mélangées préalablement dans une huile de massage neutre.

# Z

## Zona

MASSAGE : Massez délicatement les zones avec quelques gouttes de *Ravensara aromatica* (ravensare aromatique) et d'*Eucalyptus citriodora* (eucalyptus citronné) mélangées préalablement dans un peu d'huile de millepertuis. Vous pouvez également essayer l'huile essentielle *Melissa officinalis* (mélisse).

4

# La beauté par les huiles essentielles

Les huiles essentielles constituent des aides hors pair pour régénérer la peau, lui redonner vitalité et jeunesse. Leurs principes actifs concentrés pénètrent rapidement à l'intérieur des tissus : point n'est besoin de toute une panoplie de crèmes de beauté de grande marque et hors de prix pour améliorer non seulement son apparence physique, mais également sa santé. De plus, en choisissant une huile essentielle 100 % pure et naturelle, vous évitez de mettre sur votre visage des crèmes et masques dont vous ne connaissez pas la teneur et qui peuvent comporter des conservateurs à potentiel cancérigène. Parmi les huiles essentielles les plus courantes, voici celles qui sont particulièrement adaptées à votre beauté et aux soins de votre peau.

## LES PROPRIÉTÉS DES HUILES ESSENTIELLES EN COSMÉTIQUE



**BAUME DE COPAÏBA :** *Copaifera reticulata* s'emploie en cas d'irritations de la peau : rougeurs, prurit, etc.

**BAUME DE TOLU :** *Myroxylon balsamum* peut être mélangée à d'autres huiles essentielles pour confectionner un déodorant original. Dans ce cas, mélangez-la avec des huiles essentielles au parfum floral. *Myroxylon balsamum* guérit les plaques d'eczéma et est très utile pour masser les escarres.

**BAUME DU PÉROU :** *Myroxylon balsamum* var. *pereira* traite les problèmes de peau tels que l'eczéma et les dermatites ; elle est efficace pour calmer une inflammation des mamelons.

**BAY :** *Pimenta acris* régénère les tissus et est donc souvent utilisée pour redonner un coup de fouet à une peau fatiguée ou abîmée par les impuretés. Cette huile essentielle est très employée en cosmétique, car elle régénère bien la peau et en dégage les impuretés.

**BAY SAINT-THOMAS :** *Pimenta racemosa* est surtout utilisée en cosmétique pour le soin des cheveux. Elle demande à être diluée, à raison de 10 gouttes par 100 ml.

**BENJOIN :** *Styrax tonkinensis* traite l'urticaire et les dermatites. Elle a une action anti-inflammatoire et antioxydante. Elle convient merveilleusement aux peaux sèches et très sèches. Elle est à conseiller dans la préparation des pommades et des crèmes de beauté, car elle soigne efficacement les problèmes cutanés et a un réel pouvoir antioxydant.

**BOIS DE CÈDRE :** *Cedrus atlantica* traite efficacement les problèmes de peau tels l'acné, l'eczéma, le psoriasis, les boutons herpétiques ou encore des peaux irritées, boutonneuses, les plaies ou les impuretés.

**BERGAMOTIER :** *Citrus bergamia* possède un pouvoir cicatrisant utile pour tous les problèmes de peau : boutons d'acné, eczéma, psoriasis, gale. Cette huile essentielle rééquilibre une chevelure trop grasse. Faites un test de sensibilité au préalable.

**BOIS DE ROSE :** *Aniba rosaeodorata* régénère les cellules de la peau et protège les peaux sèches et fragiles.

**CAJEPUT :** *Melaleuca leucadendra* se retrouve dans les savons et les cosmétiques en raison de ses vertus antiseptiques : elle est à conseiller en cas de psoriasis, d'acné ou encore pour enlever les impuretés de la peau.

**CAROTTE :** *Daucus carota sativa* résout de nombreuses affections cutanées. Elle facilite le bronzage (la mélanger à une huile de support). Elle a une action astringente et tonifiante qui réharmonise l'état d'une peau desséchée ou stressée. *Daucus carota sativa* améliore l'élasticité de la peau.

**CÉDRATIER OU CÉDRAT :** *Citrus medica* est une huile essentielle qui agit efficacement sur les rides et les peaux fanées. Elle convient aussi bien aux peaux normales que grasses.

**CÈDRE DE L'ATLAS :** *Cedrus atlantica* resserre les tissus et convient très bien aux peaux grasses qu'elle purifie. Elle exhale une odeur boisée et épicée qui plaît davantage aux hommes.

**CISTE LADANIFÈRE :** *Cistus ladaniferus* agit sur le vieillissement cutané et les rides.

**ÉPINETTE NOIRE :** *Picea mariana* traite efficacement les problèmes de peau tels l'acné, l'eczéma, le psoriasis, les boutons herpétiques. Elle soigne également les peaux irritées, boutonneuses, les plaies et les impuretés.

**LEMONGRASS :** *Cymbopogon citratus* convient aux peaux normales et grasses qu'elle purifie, régénère et dont elle resserre les pores. Attention, faites un test de sensibilité avant d'y recourir.

**LIMETTIER :** *Citrus aurantifolia* soigne les peaux grasses et nourrit l'épiderme. Faites un test de sensibilité avant de l'utiliser.

**MÉLISSE :** *Melissa officinalis* est une huile convenant aux peaux grasses ayant une tendance à s'affaisser et être fatiguées.

**MENTHE POIVRÉE :** *Mentha piperata* nettoie les impuretés de la peau.

**MYRTE :** *Myrtus communis* est très utilisée en cosmétique, car c'est une huile essentielle anti-inflammatoire.

**ORANGE :** *Citrus sinensis* entre dans la composition de produits cosmétiques tels les savons, les parfums ou les eaux de Cologne. Cette huile essentielle convient à tous les types de peaux. Elle possède une action purifiante, antifongique et antibactérienne. Dans ce cas, il est conseillé de l'associer avec une autre huile essentielle avec laquelle elle agira en synergie.

**PALMAROSA :** *Cymbopogon martinii* var. *martini* est une huile essentielle particulièrement hydratante. De plus, elle tempère le sébum, ce qui en fait une huile adaptée aux peaux grasses. Elle a également une action régénératrice au niveau des cellules.

**PAMPLEMOUSSE :** *Citrus paradisii* retend l'épiderme et redonne un bel aspect aux peaux fatiguées, stressées. Elle convient aux peaux grasses.

**ROSE DE DAMAS :** *Rosa damascena* améliore tous types de peaux, spécialement les peaux sèches et sensibles. Elle atténue les rides.



**SANTAL :** *Santalum album* hydrate tous les types de peaux. Elle est donc parfaite pour les peaux très sèches, sensibles, crevassées ou gercées.

**SAUGE SCLARÉE :** *Salvia sclarea* est très utilisée en cosmétique pour protéger la peau, la désintoxiquer et la tonifier. En massage, elle stimule les fonctions excrétrices et protectrices de la peau. Elle régularise le sébum.

# LES PROPRIÉTÉS DES HUILES VÉGÉTALES

**LES HUILES VÉGÉTALES POSSÈDENT TOUTES LEURS SPÉCIFICITÉS AVEC LESQUELLES VOUS POURREZ COMPOSER POUR AMÉLIORER VOS SOINS DE BEAUTÉ.** Peut-être aurez-vous envie de choisir une huile très hydratante pour la peau, ou encore prendrez-vous systématiquement le parti de n'employer que de l'huile de noisette, qui ne laisse aucune impression de gras, ou de l'huile d'argan, très exploitée en cosmétique pour ses qualités régénératrices et qui convient tant pour le corps que pour le visage et les cheveux.

**L'HUILE D'AMANDE DOUCE :** Cette huile de teinte jaune pâle convient parfaitement aux peaux sensibles, de même qu'aux peaux sèches, fatiguées, dévitalisées. Elle soigne crevasses, gerçures et irritations. On peut s'en servir en tant que crème de nuit.

**L'HUILE D'ARNICA :** L'arnica est la plante miracle contre les bleus. Elle est utilisée en cas de traumatismes. Son huile apaise les tensions musculaires : elle s'associe très bien avec l'hélichryse, la menthe poivrée ou le laurier noble. L'huile d'arnica ne peut être prise par voie orale, son danger résidant principalement dans l'apparition de troubles cardiaques.

**L'HUILE D'ARGAN :** Cette huile régénère la peau, la tonifie, la nourrit. Elle est idéale pour tous types de peaux. Elle convient aussi bien pour soigner les gerçures et les crevasses que les peaux marquées par les vergetures ou des séquelles de brûlures.

**L'HUILE D'AVOCAT :** De couleur verte, elle est surtout utilisée pour confectionner des crèmes hydratantes. Pour les massages, mélangez-la à une autre huile en petite dose, car, si elle est riche en vitamine E, elle a l'inconvénient d'être fort visqueuse.

**L'HUILE DE BOURRACHE :** C'est une huile très riche en vitamines qui apportera à la peau une régénération efficace. Les vitamines A, D, E et K qu'elle contient tonifient la peau et lui redonnent sa souplesse, tout en lui permettant de respirer. L'huile de bourrache réagit à l'air, à la chaleur et à la lumière ; aussi conservez-la dans un endroit sombre à température moyenne.

**L'HUILE DE CALENDULA :** L'huile de calendula est antiseptique, régénérante. Elle apaise, protège la peau : elle est très bonne pour des peaux eczémateuses, abîmées par le soleil ou encore des peaux rugueuses. Elle apaise aussi les inflammations.

**L'HUILE DE CALOPHYLLE :** L'huile de calophylle est à conseiller en cas de lourdeur dans les jambes, de fatigue musculaire, de problèmes aux tendons ou aux articulations. On peut l'associer avec bonheur à des huiles essentielles de cyprès, d'hélichryse ou de gaulthérie. L'huile de calophylle est donc recommandée en massage, lors d'un drainage lymphatique. Dans les soins du visage, elle est utile en prévention et contre les rides.

**L'HUILE DE COLZA :** Très riche en acides gras essentiels, caractéristique que ne possèdent pas à ce point les autres huiles végétales, l'huile de colza va améliorer les cellules de la peau. Elle est surtout employée en cure alimentaire et en soins du visage.

**L'HUILE DE GERME DE BLÉ :** L'huile de germe de blé est une huile aux vertus antioxydantes et à fort pouvoir régénérateur. Vous l'emploierez pour réaliser des mélanges destinés aux massages, car elle en prolonge la durée. L'huile de germe de blé adoucit et assouplit la peau ; elle sera donc utilisée pour diminuer les vergetures ou régénérer des peaux sèches et fatiguées.

**L'HUILE DE JOJOBA :** Ayant l'aspect d'une cire jaune pâle, l'huile assouplissante de jojoba équilibre la peau ; elle convient donc autant aux peaux sèches qu'aux peaux grasses. Vous l'utiliserez aussi pour les cheveux, combinée avec des huiles essentielles.

**L'HUILE DE MACADAMIA :** C'est l'huile anti-âge ! Elle va pénétrer en profondeur dans toutes les couches de l'épiderme.

Lorsqu'on l'applique, elle ne donne aucunement une impression de gras ; aussi pouvez-vous l'employer pour des massages corporels ou encore sur le visage.

**L'HUILE DE MILLEPERTUIS :** Cette merveilleuse huile de teinte rouge convient pour soigner les douleurs musculaires, dorsales et cervicales. Elle est très utile après une exposition prolongée au soleil. (Attention, surtout ne vous exposez pas avec cette huile, car elle est photosensibilisante !) L'huile de millepertuis traite aussi les inflammations cutanées et sera utilisée avec des huiles essentielles dans le soin des cheveux gras.

**L'HUILE DE NOISETTE :** C'est une très bonne huile de massage à associer à une huile essentielle, car elle ne laisse pas d'impression de gras.

**L'HUILE DE NOYAU D'ABRICOT :** De couleur jaune pâle, l'huile végétale de noyau d'abricot convient à tous les types de peaux qu'elle tonifie, nourrit, assouplit, revitalise. Vous pouvez l'utiliser en crème de nuit pour hydrater votre visage, notamment si votre peau est fine et sèche.

**L'HUILE D'ONAGRE :** Elle prévient le vieillissement de la peau en régulant son hydratation. Elle convient pour tous les types de peaux. On peut la mélanger aux préparations, ce qui évitera qu'elles rancissent. C'est une huile assez chère, mais qui a un fort pouvoir d'action, notamment sur le psoriasis, l'eczéma ou encore une peau enflammée. Elle est idéale pour combattre l'action des radicaux libres. L'huile d'onagre réagit à l'air, à la chaleur et à la lumière ; aussi rangez-la dans un endroit sombre à température moyenne.

**L'HUILE DE PÉPINS DE RAISIN :** Extraite par pression des pépins de raisin, cette huile convient surtout pour les peaux grasses. Elle est inodore et pénètre très rapidement dans la peau.

**L'HUILE DE PRIMEVÈRE :** Cette huile est recommandée dans le traitement de l'eczéma et du psoriasis. Ses vitamines, minéraux et son important taux d'acide gammalinoléique en font une huile de choix pour lutter contre le vieillissement de la peau. Il faut la diluer de manière très importante.

**L'HUILE DE ROSE MUSQUÉE :** Elle prévient les rides en assouplissant la peau et en contribuant à la synthèse du collagène. On l'utilisera en onction, en crème de jour ou de nuit sur un visage parfaitement propre.

**L'HUILE DE SÉSAME :** Riche en lécithine et en vitamine E, l'huile de sésame possède un effet d'écran solaire. Vous pouvez l'utiliser pour protéger votre peau efficacement des agressions extérieures. Elle est parfaite comme base de massage stimulant en association avec des huiles essentielles aux mêmes effets.

# 5

# La beauté du visage

Le visage est la partie du corps la plus fragile. Elle subit les agressions de l'air, de la chaleur, du vent, du froid. Vous choisirez l'huile végétale qui deviendra le support de vos huiles essentielles en recherchant parmi les propriétés des huiles végétales celle qui est la mieux adaptée à votre cas.

**LES HUILES VÉGÉTALES QUI CONVIENNENT PARTICULIÈREMENT BIEN POUR LE VISAGE SONT :** l'huile de colza, l'huile d'amande douce, l'huile d'arnica, l'huile de calendula, l'huile de calophylle, l'huile de macadamia, l'huile de noyau d'abricot.

## VOUS AVEZ UNE PEAU NORMALE

**TOUTES LES HUILES VÉGÉTALES PEUVENT ÊTRE UTILISÉES SUR UNE PEAU NORMALE.** Les huiles végétales qui conviennent particulièrement bien, outre les huiles mentionnées ci-dessus, sont : l'huile d'onagre, l'huile d'argan, l'huile de jojoba et l'huile de rose musquée.



**Coup d'éclat pour femmes pressées :** Préparez un bol d'eau chaude (personnellement, je n'utilise que de l'eau de source) dans laquelle vous ajouterez 4 ou 5 gouttes d'huile essentielle de *Pelargonium asperum* « Bourbon » (géranium rosat ou odorant « Bourbon ») ou de *Lavandula latifolia cineolifera* (lavande aspic CT cinéol) préalablement diluées dans du Solubol ou du Disper). Plongez-y un gant de toilette, essorez-le légèrement et appliquez-le délicatement sur votre visage. Renouvelez l'opération plusieurs fois.

**Peau normale mais fatiguée :** Vous pouvez utiliser le même procédé en remplaçant les huiles essentielles citées par *Citrus medica* (cédrat), qui agira comme un astringent.

**Soin hydratant :** Dans 30 ml d'huile d'argan, d'onagre ou de jojoba, mélangez 4 gouttes d'huile essentielle de *Lavandula latifolia cineolifera* (lavande aspic CT cinéol) et 4 gouttes d'huile essentielle de *Pelargonium asperum* « Bourbon » (géranium rosat ou odorant « Bourbon »). Appliquez délicatement le mélange sur une peau parfaitement propre.

Vous pouvez aussi ajouter dans votre crème de jour ou de nuit habituelle quelques gouttes d'huile essentielle afin de rendre le soin plus efficace.

# VOUS AVEZ UNE PEAU SÈCHE

**DE NOMBREUSES HUILES VÉGÉTALES CONVIENNENT POUR UNE PEAU SÈCHE :** l'huile d'amande douce, l'huile d'argan (très utile aussi en cas de gerçures et de crevasses), l'huile d'avocat, l'huile de bourrache, l'huile de germe de blé, l'huile de noyau d'abricot et l'huile de jojoba.

**LES HUILES ESSENTIELLES PEUVENT ÊTRE INCORPORÉES TANT DANS UNE CRÈME DE JOUR, DE NUIT,** que dans une pommade (argile) ou encore un masque fait à partir de crème fraîche ou de la pulpe d'avocat.

**L'HUILE D'AVOCAT SERA UTILISÉE** en cas de peau très sèche, tout comme l'huile d'argan.

**Les huiles essentielles qui hydrateront une peau sèche peuvent être choisies parmi les suivantes :** *Styrax tonkinensis* (benjoin), *Aniba rosaeodorata* (bois de rose), *Daucus carota sativa* (carotte), *Rosa damascena* (rose de Damas), *Santalum album* (santal).

**Crème à démaquiller :** Dans un bol de crème fraîche, ajoutez 1 goutte d'huile essentielle de *Styrax tonkinensis* (benjoin) ou de *Santalum album* (santal). Étalez délicatement sur le visage et enlevez avec un coton doux et propre.

**Huile démaquillante :** Mélangez de l'huile de jojoba avec un peu d'huile de bourrache. Ajoutez-y quelques gouttes d'huile essentielle de *Daucus carota sativa* (carotte). Étalez délicatement le mélange sur le visage et enlevez avec un coton doux et propre.

**Lotion tonique :** Dans 250 ml d'eau de rose, ajoutez quelques gouttes de *Santalum album* (santal) ou encore de *Styrax tonkinensis* (benjoin). Vous pouvez également créer votre propre eau de rose en diluant quelques gouttes de *Rosa damascena* (rose de Damas) dans du Solubol ou du Disper avant de l'ajouter dans 250 ml d'eau d'Évian ou de Volvic. *Angelica archangelica* (angélique) peut remplacer une de ces huiles essentielles lors d'un autre soin tonique.

**Crème hydratante à la rose :** Mélangez 2 cuillerées à soupe d'huile de jojoba, 2 cuillerées à soupe d'huile d'argan et 1 cuillerée à soupe de cire d'abeille râpée, ajoutez 60 ml d'eau de rose, avec 5 gouttes de *Rosa damascena* (rose de Damas) et 1 goutte de *Styrax tonkinensis* (benjoin) qui agira en tant que fixateur. *Aniba rosaeodorata* (bois de rose) a la propriété de prévenir l'apparition des rides.



**Masque pour peau sèche :** Dans un yaourt entier nature, ajoutez 7 gouttes d'huile de jojoba ou de bourrache, ½ cuillerée à café d'argile verte, 3 gouttes de *Santalum album* (santal) ainsi que 1 goutte de *Pelargonium asperum* « Bourbon » (géranium rosat ou odorant « Bourbon »), ainsi que 1 goutte d'*Aniba rosaeodorata* (bois de rose) : mélangez l'ensemble des ingrédients et appliquez-le sur le visage en l'étalant comme un masque. Évitez le contour des yeux. Au bout d'un quart d'heure, démaquillez votre visage à l'aide d'un gant légèrement humide et chaud.

**En crème de nuit,** ajoutez à un peu d'huile d'avocat quelques gouttes de *Pelargonium asperum* « Bourbon » (géranium rosat ou odorant « Bourbon ») ou de *Styrax tonkinensis* (benjoin).

# VOUS AVEZ UNE PEAU GRASSE

**LES HUILES VÉGÉTALES QUI SONT LES MIEUX ADAPTÉES AUX SOINS D'UNE PEAU GRASSE SONT :** l'huile de jojoba, l'huile de macadamia, l'huile de noyau d'abricot, l'huile de pépins de raisin.



**LES HUILES ESSENTIELLES QUI HYDRATERONT UNE PEAU GRASSE PEUVENT ÊTRE CHOISIES PARMI LES SUIVANTES :** *Cedrus atlantica* (cèdre de l'Atlantique), *Litsea citrata* (litsée citronnée), *Citrus medica* (cédrat), *Salvia sclarea* (sauge sclarée).

**Masque au miel et à la sauge :** Mélangez 1 cuillerée à café d'argile verte vendue toute prête et 2 cuillerées à café de miel biologique. Incorporez-y 3 gouttes de *Salvia sclarea* (sauge sclarée). Appliquez le masque délicatement sur le visage en évitant le contour des yeux. Au bout d'un quart d'heure, démaquillez votre visage à l'aide d'un gant légèrement humide et chaud. La sauge sclarée va ôter l'excès de sébum.

**Soin purifiant :** Mélangez quelques gouttes d'huile essentielle de *Cedrus atlantica* (cèdre de l'Atlantique) dans un peu d'huile de macadamia. Étalez délicatement le mélange sur le visage et enlevez avec un coton doux et propre.

**Pour une peau très grasse,** remplacez *Cedrus atlantica* (cèdre de l'Atlantique) par *Litsea citrata* (litsée citronnée).

**Lotion tonique :** Dans 250 ml d'eau de Volvic ou d'Évian, ajoutez quelques gouttes de *Citrus medica* (cédrat).

# VOUS AVEZ UNE PEAU MATURE

Préférez pour vos soins l'huile d'amande douce, l'huile de bourrache, l'huile d'argan et l'huile de macadamia.

**Lotion démaquillante aux huiles essentielles et à l'aloe vera :** Mélangez dans 60 ml de glycérine végétale, 60 ml de gel d'aloe vera, et 6 cl d'eau de source (Volvic ou Évian) 8 gouttes d'huile essentielle de *Rosa damascena* (rose de Damas) et 5 gouttes d'huile essentielle de *Cymbopogon martinii* var. *martini* (palmarosa). Versez le tout dans un flacon.

Humectez votre visage avec un peu d'eau chaude afin de dilater les pores de la peau. Appliquez la lotion sur votre visage du bout des doigts, tout en massant délicatement. Évitez le contour des yeux. Vous pouvez éventuellement rincer votre visage après. Idéalement, laissez le temps aux huiles essentielles de pénétrer dans votre peau.

**Brumisation aux huiles essentielles :** Les peaux matures et fatiguées tireront profit d'une brumisation aromathérapique régulière. Dans 250 ml de jus d'aloe vera, ajoutez 10 gouttes d'huile essentielle soit de *Pimpinella anisum* (anis vert), soit de *Lavandula latifolia cineolifera* (lavande aspic CT cinéol), avec 10 gouttes d'huile essentielle de *Boswellia carterii* (oliban). Ajoutez 1 cuillerée à café d'hamamélis distillé. Versez le tout dans un vaporisateur avant de vous en servir.

**Masque facial :** Dans de l'argile verte vendue toute prête en pharmacie, ajoutez un yaourt entier nature ainsi que des amandes biologiques concassées et un peu de miel. Lorsque la pâte est prête, ajoutez 3 gouttes de *Boswellia carterii* (oliban) et 2 gouttes de *Citrus aurantium* subsp. *amara* (néroli). Étalez le masque délicatement sur votre visage. Ôtez-le au bout d'un bon quart d'heure avec un gant de toilette chaud et humide.

# PRÉPAREZ VOUS-MÊME VOS CRÈMES DE BEAUTÉ

Il existe en vente dans les pharmacies des produits appelés « Émulsan » ou « Émulsio » qui permettent de composer une crème fluide et non grasse à base d'huiles essentielles. Émulsan ou Émulsio sont à base d'huile végétale, d'acides gras essentiels, de résine végétale, de vitamines C et E, de lécithine et d'eau minérale. Ce sont des produits sains à partir desquels vous pouvez créer vos crèmes de beauté ou de massage. Pour réaliser une crème à base d'huile essentielle, vous pouvez jouer avec les quantités de dilution : plus le produit recèle un pourcentage important d'huile essentielle, plus cette dernière agira sur votre organisme. En réalité, votre choix sera dicté par le coût de l'huile essentielle que vous incorporerez. Une belle émulsion consiste en 10 ml d'huile essentielle pour 40 ml de crème de base.

**STOCKAGE DU MÉLANGE :** Ce produit peut se garder un an ou deux à l'abri de la lumière. Vous pouvez aussi décider de refaire régulièrement une dose moins importante et préférer de nouvelles créations de bases, ayant d'autres propriétés.

**VOUS POUVEZ CRÉER VOS CRÈMES DE BEAUTÉ À PARTIR DE CIRE D'ABEILLE RÂPÉE.** Le procédé est plus simple qu'il n'y paraît : il suffit de verser dans une casserole l'équivalent de 4 cuillerées à soupe d'huile végétale pour 1 cuillerée à soupe de cire d'abeille râpée (vous la trouverez en vente dans les magasins biologiques). Faites chauffer à feu doux. Lorsque le tout est fondu, retirez du feu et ajoutez 60 ml d'eau de Volvic ou d'eau de rose ainsi que 10 gouttes d'huiles essentielles et 3 gouttes d'extrait de pépins de pamplemousse. Cette dernière huile essentielle a pour but de prévenir l'apparition des bactéries dans la crème de beauté. Vous pouvez incorporer si vous le souhaitez *Boswellia carterii* (oliban) qui agira en tant que fixateur tout en purifiant votre peau.



**DANS VOS CRÈMES DE BEAUTÉ,** ajoutez des huiles essentielles qui favorisent la régénération cellulaire comme le néroli ou l'oliban.

# LES AFFECTIONS CUTANÉES

**DES PROBLÈMES DE PEAU SURGISSENT FRÉQUEMMENT.** Heureusement, l'aromathérapie a des solutions pour tous les cas. L'adage étant que la prévention vaut mieux que la guérison, prenez soin de votre peau avant qu'elle ne subisse des altérations inesthétiques. Une bonne alimentation liée à des soins locaux fera des merveilles. Vous trouverez ci-après quelques symptômes d'une peau altérée et les huiles essentielles qui peuvent vous venir en aide.

**UNE PEAU DÉSHYDRATÉE :** La première chose sur laquelle il faut veiller est une bonne irrigation, bien entendu sur une peau propre et parfaitement démaquillée. Pour l'irrigation, rien de tel que quelques gouttes d'*Artemisia vulgaris* (armoise) mélangées dans un peu d'huile végétale et appliquées par un massage doux sur le visage.

**UNE PEAU STRESSÉE :** Utilisez *Pimpinella anisum* (anis vert) et *Daucus carota sativa* (carotte), mélangées dans un peu d'eau d'Évian ou de Volvic et préalablement diluées soit dans du Solubol ou du Disper, soit dans 1 cuillerée à café de miel liquide et biologique.

**UNE PEAU GERCÉE :** Mélangez 6 gouttes d'huile essentielle de *Boswellia carterii* (oliban) et 4 gouttes de *Chamaemelum nobile* (camomille noble) dans 20 ml d'huile d'argan (ou avocat, mais celle-ci est nettement plus grasse).

**UNE PEAU SENSIBLE ET FRAGILE :** Mélangez 2 gouttes d'huile essentielle de *Rosa damascena* (rose de Damas) ou *Aniba rosaeodorata* (bois de rose) ainsi que 2 gouttes d'huile essentielle de *Citrus aurantium* subsp. *amara* (néroli) dans 20 ml d'huile d'avocat ou 20 ml d'huile d'argan.

**UNE PEAU CRAQUELÉE :** Massez la zone ou le visage avec quelques gouttes de *Styrax tonkinensis* (benjoin) mélangées à de l'huile d'argan ou une autre huile de support.

**UNE PEAU QUI VIEILLIT :** Pour freiner le vieillissement de la peau, utilisez quelques gouttes de *Daucus carota sative* (carotte) et *Salvia sclarea* (sauge sclarée).

**LES RIDES :** En prévention, *Aniba rosaeodorata* (bois de rose) ; en traitement *Cistus ladaniferus* (ciste ladanifère), les deux mélangées dans un peu d'eau d'Évian ou de Volvic et préalablement diluées soit dans du Solubol ou du Disper, soit dans 1 cuillerée à café de miel liquide et biologique. *Citrus sinensis* (orange), *Cymbopogon martinii* var. *martini* (palmarosa) et *Citrus paradisii* (pamplemousse) conviennent aussi.

**LES TACHES DE VIEILLESSE :** Vous pourrez les atténuer avec l'huile essentielle de *Litsea cubeba* (verveine yunnan).

**LES PETITS VAISSEAUX ÉCLATÉS :** *Rosa damascena* (rose de Damas) convient bien pour ce type de problème.

## LES SYMPTÔMES LOCALISÉS ET INCOMMODANTS

**BAIN DE VAPEUR**

Une désinfection de la peau sera nécessaire en cas de boutons de prurit, d'acné, etc. Une bonne méthode consiste à se couvrir le visage sous une serviette (en dessous des yeux) et à prendre un bain de vapeur chaud avec quelques gouttes de *Citrus medica* (cédrat) mélangées dans 1 cuillerée de miel ou de Solubol ou du Disper, le tout versé dans un bol d'eau chaude.

**MASQUE FACIAL PURIFIANT**

Vous pouvez également vous faire un masque facial à partir de pâte d'argile verte vendue en pharmacie dans laquelle vous incorporerez un peu d'amandes moulues et quelques gouttes d'huiles essentielles réputées être purifiantes et désinfectantes, comme *Lavandula latifolia cineolifera* (lavande aspic CT cinéol) *Thymus satureioides* (thym saturéioïde) ou *Citrus paradisii* (pamplemousse). Ôtez le masque au bout d'un quart d'heure avec un coton imbibé d'eau un peu chaude. Vous pouvez remplacer les amandes par des flocons d'avoine.

**LES HUILES ESSENTIELLES SONT CITÉES POUR CHAQUE SYMPTÔME.** Il est évident qu'il ne faut pas les utiliser pures sur la peau, mais les mélanger soit à une huile végétale, soit dans du Solubol ou du Disper et de l'eau, soit dans 1 cuillerée à café de miel. Si une huile essentielle est inopérante, essayez-en une autre citée dans la liste pour le même symptôme. Certaines personnes réagissent mieux à une huile plutôt qu'à une autre.



# LA LISTE DES SYMPTÔMES

**ACNÉ :** *Citrus paradisii* (pamplemousse), *Cymbopogon martinii* var. *martini* (palmarosa), *Lavandula angustifolia* (lavande officinale ou vraie ; elle peut s'utiliser pure), *Litsea citrata* (litsée citronnée), *Melaleuca alternifolia* (tea tree), *Melaleuca leucadendra* (cajeput), *Melissa officinalis* (mélisse), *Myrtus communis* (myrte), *Ocimum basilicum* (basilic), *Litsea cubeba* (verveine yunnan), *Pelargonium asperum* « Égypte » (géranium rosat CT Égypte), *Thymus satureioides* (thym saturéioïde) : 3 gouttes mélangées préalablement dans un support de dispersion. Appliquez localement. Attention, certaines huiles essentielles sont dermocaustiques. Faites un test de sensibilité et reportez-vous au chapitre 2 pour les mises en garde.

**Acné infectée et surinfectée :** 3 gouttes de *Pimenta diocia* (bay) ou de *Pelargonium asperum* « Chine » (géranium rosat ou odorant « Chine ») mélangées préalablement dans un support de dispersion. Appliquez localement.

**Acné récurrente :** 1 goutte de *Melaleuca alternifolia* (tea tree), 1 goutte de *Lavandula latifolia cineolifera* (lavande aspic CT cinéol), 1 goutte de *Lavandula angustifolia* (lavande officinale ou vraie) mélangées préalablement dans une huile végétale. Appliquez localement.

**AMPOULES :** 3 gouttes de *Melaleuca alternifolia* (tea tree) mélangées préalablement dans un support de dispersion. Appliquez localement.

**BOUTONS :** 3 gouttes de *Cymbopogon martinii* var. *martini* (palmarosa) mélangées préalablement dans un support de dispersion. Appliquez localement.

**CELLULITE :** 5 gouttes de *Cedrus atlantica* (cèdre de l'Atlantique), 5 gouttes de *Cedrus deodora* (cèdre de l'Himalaya), mélangées à de l'huile de macadamia à faire pénétrer en massage sur les zones atteintes. Ce massage s'effectuera dans la seconde quinzaine du cycle menstruel. Il est formellement déconseillé aux femmes enceintes. Le massage se fera par périodes durant plusieurs mois. Vous pouvez également essayer le mélange *Citrus paradisii* (pamplemousse) ou *Andropogon citratus* (lemongrass), avec *Citrus sinensis* (orange).

**CHAMPIGNONS :** Massez la zone avec quelques gouttes de *Pogostemon cablin* (patchouli) mélangées à une huile de massage. *Pogostemon cablin* (patchouli) soigne de nombreuses affections cutanées.

**COMÉDONS :** 3 gouttes de *Cymbopogon martinii* var. *martini* (palmarosa) mélangées préalablement dans un support de dispersion. Appliquez localement.

**CORNE :** 1 goutte de *Melaleuca alternifolia* (arbre à thé) utilisée pure sur la zone. Recouvrez la zone d'un pansement.

**COUPEROSE :** Mélangez 2 gouttes d'*Helichrysum* (immortelle), 2 gouttes de *Cupressus sempervirens* (cyprès toujours vert) et 2 gouttes de *Pelargonium asperum* « Égypte » (géranium rosat CT Égypte) dans votre crème de soin habituelle.

**CREVASSES :** Mélangez 5 gouttes de *Lavandula* x *burnatii* « Super » (lavandin « Super ») ou *Rosa damascena* (rose de Damas) dans un peu d'huile d'argan. Appliquez un peu de ce mélange sur la crevasse en massages délicats 2 ou 3 fois par jour jusqu'à guérison. Vous pouvez aussi essayer un massage avec *Pogostemon cablin* (patchouli).

**DÉMANGEAISON :** Appliquez sur la zone quelques gouttes d'*Eucalyptus globulus* (eucalyptus globuleux) mélangées à un peu d'huile de noisette.

**DERMATITE :** Appliquez localement 3 gouttes de *Cymbopogon martinii* var. *martini* (palmarosa) mélangées préalablement dans un support de massage.

**DERMATOSE :** Massez localement avec 3 gouttes d'*Artemisia arborescens* (armoise arborescente) mélangées préalablement dans un support de massage.

**ECZÉMA :** Appliquez localement 3 gouttes de *Melaleuca leucadendra* (cajeput) mélangées préalablement à un peu d'huile de calendula. Essayez aussi avec *Cymbopogon martinii* var. *martini* (palmarosa), *Melissa officinalis* (mélisse), *Myrtus communis* (myrte), *Pelargonium asperum* « Égypte » (géranium rosat CT Égypte).

Vous pouvez aussi essayer 3 gouttes de *Lavandula angustifolia* (lavande officinale) dans un peu d'huile de germe de blé.

**Eczéma purulent :** En cas d'eczéma purulent, appliquez localement 3 gouttes de *Commiphora myrrha* (myrrhe) mélangées préalablement à un peu d'huile de calendula.

**Eczéma sec :** En cas d'eczéma sec, appliquez localement 3 gouttes de *Santalum album* (santal) mélangées préalablement à un peu d'huile de calendula.

**ÉRYTHÈME FESSIER :** Appliquez localement 3 gouttes de *Melaleuca alternifolia* (tea tree) mélangées préalablement dans un support de massage.

**ESCARRES :** Massez les zones 2 ou 3 fois par jour avec quelques gouttes de *Lavandula latifolia cineolifera* (lavande aspic CT cinéol) ou *Lavandula angustifolia* (lavande officinale ou vraie) un rien moins efficace. Essayez aussi avec 2 ou 3 gouttes de *Laurus nobilis* (laurier noble) mélangées à un peu d'huile de noisette sur l'endroit douloureux. Ou encore massez délicatement les zones 2 ou 3 fois par jour avec *Myroxylon balsamum pereirae* (baume du Pérou).



**FURONCLES :** Appliquez un mélange de quelques gouttes de *Lavandula* x *burnatii* « Super » (lavandin « Super ») et de *Pelargonium asperum* « Chine » (géranium rosat ou odorant « Chine ») que vous utiliserez en compresses chaudes et humides jusqu'à ce que le furoncle ait mûri. Ensuite, appliquez localement 3 gouttes de *Melaleuca alternifolia* (tea tree) ou de *Melaleuca quinquenervia cineolifera* (niaouli), ou encore *Commiphora myrrha* (myrrhe), mélangées préalablement dans une dilution d'alcool à 90°.

**GALE :** Appliquez quelques gouttes de *Mentha piperita* (menthe poivrée) ou de *Pinus sylvestris* (pin) mélangées préalablement dans un support de massage. Une consultation auprès d'un spécialiste s'impose.

**HÉMATOME :** Posez immédiatement de la glace sur l'hématome ; appliquez ensuite 3 gouttes d'*Helichrysum italicum* subsp. *serotinum* (hélichryse italienne ou immortelle) mélangées préalablement dans un support de massage. Renouvelez très souvent dans la journée.

**HERPÈS :** Pour empêcher le développement de l'infection, appliquez 1 goutte de *Melaleuca alternifolia* (tea tree) utilisée pure sur la zone dès l'apparition du symptôme. Pour un herpès labial, utilisez aussi *Melissa officinalis* (mélisse).

**IRRITATIONS CUTANÉES :** Massez la zone avec quelques gouttes d'*Angelica archangelica* (angélique) ou de *Nardostachys jatamansi* (nard de l'Himalaya) mélangées dans une huile de massage (millepertuis ou amande douce).

**MYCOSES CUTANÉES :** Appliquez sur la zone quelques gouttes d'huile essentielle de *Pelargonium asperum* « Égypte » (géranium rosat CT Égypte) ou de *Lavandula latifolia cineolifera* (lavande aspic CT cinéol). *Laurus nobilis* (laurier noble) est également appropriée.

**Mycose aux pieds :** Appliquez matin et soir, sur une large zone des pieds, 3 gouttes de *Cymbopogon martinii* var. *martini* (palmarosa), 3 gouttes de *Lavandula latifolia cineolifera* (lavande aspic CT cinéol) et 2 gouttes de *Pelargonium asperum* « Égypte » (géranium rosat CT Égypte) mélangées dans un peu d'huile de macadamia ou une autre huile végétale non grasse.

**PANARIS :** Appliquez un mélange de quelques gouttes de *Melaleuca quinquenervia* (niaouli) et de *Ravensara aromatica* (ravensare aromatique) que vous utiliserez dans de l'alcool à 60° en compresses imbibées d'eau chaude jusqu'à ce que le panaris ait mûri. Après maturation, appliquez le mélange sans mouiller les compresses d'eau chaude.

**PRURIT :** Appliquez sur la zone 2 gouttes de *Mentha piperita* (menthe poivrée) diluées dans de l'alcool à 60°. Renouvelez l'opération 3 fois par jour.

**PSORIASIS :**

MASSAGE : Remplissez un petit flacon à parts égales de 6 cuillerées à soupe d'huile de jojoba, d'huile de bourrache et d'huile de primevère, ajoutez-y 15 gouttes de *Lavandula latifolia cineolifera* (lavande aspic CT cinéol) ou *Lavandula angustifolia* (lavande officinale ou vraie) et 15 gouttes de *Melaleuca quinquenervia cineolifera* (niaouli). Massez les zones quotidiennement. Vous pouvez alterner avec quelques gouttes d'*Angelica archangelica* (angélique) mélangées dans une des huiles citées précédemment.

BAIN : Ajoutez dans votre bain chaud 15 gouttes du premier mélange ou 10 à 15 gouttes d'*Angelica archangelica* (angélique) diluées préalablement dans un produit de dispersion.

**TEIGNE :** Massez la zone avec une huile de massage dans laquelle vous aurez ajouté quelques gouttes de *Melaleuca alternifolia* (arbre à thé) et 1 ou 2 gouttes de *Mentha piperita* (menthe poivrée).

**URTICAIRE :** Massez la zone atteinte avec quelques gouttes de *Styrax tonkinensis* (benjoin) mélangées à de l'huile d'argan ou à une autre huile de support. Vous pouvez ajouter 1 ou 2 gouttes de *Mentha piperita* (menthe poivrée) dans le mélange.

**VERGETURES (PRÉVENTION) :** Massez les zones qui peuvent être fragilisées par quelques gouttes de *Pelargonium asperum* « Bourbon » (géranium rosat ou odorant « Bourbon ») préalablement diluées dans un peu d'huile d'argan. Vous pouvez aussi essayer un mélange d'*Andropogon citratus* (lemongrass) et de *Lavandula angustifolia* (lavande officinale ou vraie), toujours dans de l'huile d'argan ou de l'huile de macadamia rehaussée par quelques gouttes de *Rosa damascena* (rose de Damas). Ce soin doit être effectué quotidiennement, de préférence le soir.

**VERRUES:** Appliquez matin et soir sur la zone 1 goutte de *Thuya occidentalis* (thuya) ou 1 goutte d'*Artemisia herba-alba thuyonifera* (armoise herbe blanche CT thuyone). Vous pouvez aussi essayer 1 goutte de *Melaleuca alternifolia* (tea tree) utilisée pure sur la zone dès l'apparition du symptôme. En cas de verrues multiples, massez la zone avec quelques gouttes de *Pinus cembra* (arolle) mélangées à une huile de support.

**TRANSPIRATION EXCESSIVE:** Massez les zones réflexes des pieds avec quelques gouttes de *Salvia sclarea* (sauge sclarée) mélangées à une huile de massage. Prenez également un bain dans lequel vous aurez ajouté quelques gouttes de cette huile essentielle préalablement diluée dans un support de dispersion.

# 6

# La beauté des cheveux

Les cheveux subissent des agressions de toutes natures dont les méfaits peuvent être amoindris par l'usage des huiles essentielles. La fréquence des soins sera un élément primordial pour améliorer l'état d'une chevelure. Plus vous prendrez soin de vos cheveux par des masques, des shampoings et des toniques aux huiles essentielles, plus vous obtiendrez de bons résultats.

Ici aussi, les huiles essentielles, hormis la lavande, seront mélangées à de l'huile végétale de très bonne qualité. Celles qui conviennent pour la chevelure sont : l'huile d'argan, l'huile de bourrache, l'huile de calophylle, l'huile de germe de blé, l'huile de jojoba, l'huile de millepertuis, l'huile de noisette, l'huile d'onagre, l'huile de rose musquée, l'huile de sésame.

**VOUS TROUVEREZ CI-APRÈS QUELQUES TRAITEMENTS ET CONSEILS QUE VOUS POURREZ DÉSORMAIS INCORPORER DANS VOS SOINS DE BEAUTÉ.** Quelle que soit la nature de vos cheveux et d'autant plus s'ils sont fragiles, les fortifier aidera à les restructurer et donnera une meilleure tenue à votre coiffure.



**ALOPÉCIE :** Les problèmes d'alopécie sont atténués grâce à l'ajout de 4 gouttes de *Cedrus atlantica* (bois de cèdre) ou de *Laurus nobilis* (laurier noble) dans votre shampoing habituel. Laissez quelques minutes sur votre tête avant de rincer avec une eau dans laquelle vous aurez également ajouté 2 ou 3 gouttes de l'une de ces deux huiles essentielles. Pourquoi ne pas utiliser *Cedrus atlantica* (bois de cèdre) en shampoing et *Laurus nobilis* (laurier noble) dans l'eau de rinçage ?

**BRILLANCE DES CHEVEUX :** Pour rendre vos cheveux plus brillants, ajoutez 5 gouttes de *Cymbopogon citratus* (lemongrass) à votre shampoing habituel.

**CHEVEUX (CHUTE) :** La chute de cheveux est freinée par l'usage de quelques gouttes de *Pimenta acris* (bay) ou *Pimenta racemosa* (bay Saint-Thomas) [ces huiles essentielles contribuent même à la repousse des cheveux], ou encore de *Salvia sclarea* (sauge sclarée) dans votre shampoing habituel et dans votre eau de rinçage. Laissez le shampoing quelques minutes avant de rincer. Il va sans dire que le traitement doit durer un certain temps pour obtenir un certain résultat.

**CHEVEUX FINS ET GRAS :** Pour stimuler vos cheveux, rien de tel que 3 gouttes de *Pimenta racemosa* (bay Saint-Thomas) mélangées dans votre shampoing habituel. Vous pouvez aussi, à partir de la recette précédente, créer une lotion à base de cette même huile essentielle.

**DÉMANGEAISON DU CUIR CHEVELU :** Ajoutez 4 gouttes de *Cedrus atlantica* (bois de cèdre) ou *Pogostemon cablin* (patchouli) dans un shampoing non agressif. Laissez le shampoing quelques minutes sur votre tête avant de rincer avec une eau dans laquelle vous aurez également ajouté 2 ou 3 gouttes de l'une de ces mêmes huiles essentielles.

**LOTION POUR CHEVEUX TERNES :** Voici une lotion qui va redonner un coup de fouet à des cheveux tristes. Vous l'utiliserez 2 ou 3 fois par semaine à l'aide d'un brumisateur. Cette lotion comporte l'avantage de parfumer délicieusement la chevelure : dans 25 cl d'eau de fleur d'oranger, ajoutez pour la brillance 1 cuillerée à soupe de vinaigre de cidre, 5 gouttes de *Rosmarinus officinalis* (romarin), 4 gouttes de *Pelargonium asperum* « Bourbon » (géranium rosat ou odorant « Bourbon »), 3 gouttes de *Juniperus virginiana* (genévrier de Virginie). Mélangez le tout dans un brumisateur. Secouez le mélange avant chaque usage.

**MASQUE FORTIFIANT POUR CHEVEUX :** Vous pouvez vous faire un traitement fortifiant sensationnel avec quelques gouttes d'*Ocimum basilicum* (basilic) et quelques gouttes de *Rosmarinus officinalis camphoriferum* (romarin officinal CT camphre) dans de l'huile d'argan. Alternez les traitements avec quelques gouttes d'*Ocimum basilicum* (basilic) et quelques gouttes de *Lavandula latifolia cineolifera* (lavande aspic CT cinéol). Attendez longuement, idéalement toute une nuit avant de rincer.

**MASSAGE OU FRICTION DE LA CHEVELURE :** Cette friction est sensationnelle pour combattre la chute de cheveux, pour les cheveux sans vie. Idéalement, il faudrait pouvoir garder la chevelure enduite durant une nuit entière, enveloppée dans une serviette. Vous mélangerez différentes huiles essentielles connues pour être bénéfiques pour la chevelure : *Cedrus atlantica* (bois de cèdre), *Lavandula latifolia cineolifera* (lavande aspic CT cinéol). *Salvia sclarea* (sauge sclarée), *Pimenta racemosa* (bay Saint-Thomas), *Cananga odorata genuina* (ylang-ylang). L'huile d'argan ou l'huile de germe de blé servira de base pour le mélange.

**PELLICULES :** Pour combattre les pellicules, différentes huiles essentielles sont à votre portée. Le traitement est toujours le même, quelques gouttes (au maximum 5 gouttes) mélangées dans un shampoing antipelliculaire et en lotion après rinçage : *Melaleuca leucadendron* (cajeput), *Pimenta racemosa* (bay Saint-Thomas), *Salvia sclarea* (sauge sclarée), *Pogostemon cablin* (patchouli), *Cedrus atlantica* (bois de cèdre).

**POUX :** Les poux, quelle engeance ! À votre disposition, pour prévenir et combattre, quelques gouttes de *Cedrus atlantica* (cèdre de l'Atlantique) ou d'*Eucalyptus globulus* (eucalyptus globuleux), ou encore de *Pinus sylvestris* (pin sylvestre), mélangées dans le shampoing. Laissez quelques minutes, puis rincez la chevelure et vaporisez la tête avec une eau dans laquelle vous aurez mis une ou plusieurs de ces mêmes huiles essentielles. Poursuivez le traitement jusqu'à la disparition des poux. Appliquez la lotion durant toute la durée de l'infestation.

**SHAMPOING POUR FORTIFIER VOS CHEVEUX :** Ajoutez dans votre shampoing quelques gouttes (pas plus de 5 gouttes au total pour l'ensemble des huiles essentielles) de *Laurus nobilis* (laurier noble) et de *Citrus sinensis* (orange). Laissez passer 3 minutes avant de rincer. En cas de fragilité capillaire, ajoutez dans votre shampoing habituel 3 à 5 gouttes de *Pimenta acris* (bay). Attendez 3 minutes avant de rincer.

# 7

# La beauté du corps

# LES MASSAGES

**RECEVOIR UN MASSAGE OU SE MASSER, C'EST PRÊTER ATTENTION À SON CORPS, LUI DONNER DE L'AMOUR.** Lorsque vous aurez recours aux huiles essentielles, vous constaterez combien elles éveillent en vous des émotions que vous aviez peut-être occultées : la simple joie d'un moment délicieux doublée du plaisir et de la détente que procure un massage. Souvent, après coup, vous vous dites : « Cela fait tellement de bien ! Je devrais le faire plus souvent ! » Prenez le pli de vous masser régulièrement et de vous faire masser : faites-le au moins une fois par quinzaine, vous en retirerez des bienfaits qui se prolongeront dans le temps. L'on travaille mieux lorsque l'on est en forme.



**LES HUILES VÉGÉTALES LES PLUS APPROPRIÉES POUR MASSER TOUT LE CORPS SONT :** l'huile d'amande douce, l'huile d'argan, l'huile d'arnica, l'huile de bourrache, l'huile de calendula, l'huile de germe de blé, l'huile de jojoba, l'huile de macadamia, l'huile de noisette, l'huile d'onagre, l'huile de millepertuis, l'huile de noyau d'abricot, l'huile de rose musquée, l'huile de sésame. Avant de vous décider pour une huile de massage, relisez attentivement les propriétés des huiles végétales pour la peau. Relisez aussi les précautions à prendre pour les dosages des huiles essentielles au chapitre 1.

**POUR UN MASSAGE SANTÉ,** axez votre choix sur des huiles végétales qui contribueront à soulager l'affection ; vous les trouverez au début du chapitre 3.

**STOCKAGE DU MÉLANGE :** le flacon ou pot sera bien fermé et rangé dans un placard à l'abri de la lumière. Si vous ne pensez pas utiliser le mélange en entier, choisissez un pot opaque ou foncé, qui laisse passer le moins de lumière possible.

Les massages peuvent être axés sur la détente nerveuse, sur des soins de santé ou pour stimuler (la circulation sanguine, des zones réflexes, etc.). Vous choisirez les huiles essentielles en fonction du type de massage que vous souhaitez. Consultez la liste des huiles essentielles avant de fixer votre choix. Peut-être en avez-vous déjà quelques-unes chez vous, alors… massez-vous dès aujourd'hui !

**QUELQUES HUILES ESSENTIELLES QUI PEUVENT ENTRER DANS LA COMPOSITION D'UN MÉLANGE STIMULANT :**

*Citrus aurantifolia* (limettier)
*Citrus bergamia* (bergamotier)
*Citrus limon* (citron)
*Citrus paradisii* (pamplemousse)
*Cupressus sempervirens* (cyprès)
*Eucalyptus globulus* (eucalyptus)
*Foeniculum vulgare* (fenouil)
*Juniperus communis* (genévrier)
*Juniperus virginiana* (genévrier)
*Melaleuca alternifolia* (tea tree)
*Melaleuca viridiflora* (niaouli)
*Mentha piperata* (menthe)
*Pelargonium graveolens* (géranium)
*Pinus sylvestris* (pin)
*Piper nigrum* (poivre noir)
*Rosmarinus officinalis* (romarin)
*Thymus vulgaris* (thym)
*Zingiber officinalis* (gingembre)

**VOICI, À PARTIR DE LA LISTE PRÉCÉDENTE, DE BONNES ASSOCIATIONS STIMULANTES.** Elles ne sont pas exhaustives, toutefois elles ont le mérite d'indiquer les mariages profitables.

| Le bergamotier avec... |
|---|
| *Citrus bergamia* (bergamotier) + *Cupressus sempervirens* (cyprès) |
| *Citrus bergamia* (bergamotier) + *Zingiber officinalis* (gingembre) |
| *Citrus bergamia* (bergamotier) + *Pelargonium graveolens* (géranium) |
| **Le cèdre avec...** |
| *Juniperus virginiana* (cèdre) + *Citrus bergamia* (bergamotier) |
| *Juniperus virginiana* (cèdre) + *Cupressus sempervirens* (cyprès) |
| *Juniperus virginiana* (cèdre) + *Juniperus communis* (genévrier) |
| *Juniperus virginiana* (cèdre) + *Rosmarinus officinalis* (romarin) |
| **Le cyprès avec...** |
| *Cupressus sempervirens* (cyprès) + *Pinus sylvestris* (pin) |
| *Cupressus sempervirens* (cyprès) + *Juniperus communis* (genévrier) |
| *Cupressus sempervirens* (cyprès) + *Citrus bergamia* (bergamotier) |
| *Cupressus sempervirens* (cyprès) + *Citrus aurantifolia* (limettier) |
| *Cupressus sempervirens* (cyprès) + *Citrus limon* (citron) |

| L'eucalyptus avec... |
| --- |
| *Eucalyptus globulus* (eucalyptus) + *Citrus bergamia* (bergamotier) |
| *Eucalyptus globulus* (eucalyptus) + *Citrus aurantifolia* (limettier) |
| *Eucalyptus globulus* (eucalyptus) + *Citrus limon* (citron) |
| *Eucalyptus globulus* (eucalyptus) + *Juniperus virginiana* (cèdre) |
| *Eucalyptus globulus* (eucalyptus) + *Rosmarinus officinalis* (romarin) |
| *Eucalyptus globulus* (eucalyptus) + *Pinus sylvestris* (pin) |
| *Eucalyptus globulus* (eucalyptus) + *Cupressus sempervirens* (cyprès) |
| **Le fenouil avec...** |
| *Fœniculum vulgare* (fenouil) + *Citrus limon* (citron) |
| *Fœniculum vulgare* (fenouil) + *Pelargonium graveolens* (géranium) |
| **Le géranium avec...** |
| *Pelargonium graveolens* (géranium) + *Citrus bergamia* (bergamotier) |
| *Pelargonium graveolens* (géranium) + *Citrus aurantifolia* (limettier) |
| *Pelargonium graveolens* (géranium) + *Piper nigrum* (poivre noir) |
| *Pelargonium graveolens* (géranium) + *Juniperus communis* (genévrier) |
| *Pelargonium graveolens* (géranium) + *Rosmarinus officinalis* (romarin) |
| **Le gingembre avec...** |
| *Zingiber officinalis* (gingembre) + *Citrus bergamia* (bergamotier) |
| *Zingiber officinalis* (gingembre) + *Citrus aurantifolia* (limettier) |
| *Zingiber officinalis* (gingembre) + *Citrus limon* (citron) |
| *Zingiber officinalis* (gingembre) + *Juniperus virginiana* (cèdre) |
| **La menthe avec...** |
| *Mentha piperita* (menthe) + *Eucalyptus globulus* (eucalyptus) |
| *Mentha piperita* (menthe) + *Citrus limon* (citron) |
| *Mentha piperita* (menthe) + *Pelargonium graveolens* (géranium) |
| *Mentha piperita* (menthe) + *Rosmarinus officinalis* (romarin) |
| *Mentha piperita* (menthe) + *Melaleuca alternifolia* (tea tree) |

| Le niaouli avec... |
|---|
| *Melaleuca viridiflora* (niaouli) + *Juniperus communis* (genévrier) |
| *Melaleuca viridiflora* (niaouli) + *Juniperus virginiana* (cèdre) |
| *Melaleuca viridiflora* (niaouli) + *Pinus sylvestris* (pin) |
| *Melaleuca viridiflora* (niaouli) + *Thymus vulgaris* (thym) |
| *Melaleuca viridiflora* (niaouli) + *Rosmarinus officinalis* (romarin) |
| **Le pamplemousse avec...** |
| *Citrus paradisii* (pamplemousse) + *Citrus bergamia* (bergamotier) |
| *Citrus paradisii* (pamplemousse) + *Citrus aurantifolia* (limettier) |
| *Citrus paradisii* (pamplemousse) + *Citrus limon* (citron) |
| *Citrus paradisii* (pamplemousse) + *Juniperus communis* (genévrier) |
| *Citrus paradisii* (pamplemousse) + *Pelargonium graveolens* (géranium) |
| *Citrus paradisii* (pamplemousse) + *Rosmarinus officinalis* (romarin) |
| **Le pin avec...** |
| *Pinus sylvestris* (pin) + *Citrus bergamia* (bergamotier) |
| *Pinus sylvestris* (pin) + *Rosmarinus officinalis* (romarin) |
| *Pinus sylvestris* (pin) + *Juniperus communis* (genévrier) |
| *Pinus sylvestris* (pin) + *Citrus limon* (citron) |
| *Pinus sylvestris* (pin) + *Citrus aurantifolia* (limettier) |
| **Le poivre noir avec...** |
| *Piper nigrum* (poivre noir) + *Citrus bergamia* (bergamotier) |
| *Piper nigrum* (poivre noir) + *Rosmarinus officinalis* (romarin) |
| *Piper nigrum* (poivre noir) + *Pelargonium graveolens* (géranium) |
| **Le romarin avec...** |
| *Rosmarinus officinalis* (romarin) + *Juniperus virginiana* (cèdre) |
| *Rosmarinus officinalis* (romarin) + *Pinus sylvestris* (pin) |
| *Rosmarinus officinalis* (romarin) + *Citrus bergamia* (bergamotier) |
| *Rosmarinus officinalis* (romarin) + *Citrus aurantifolia* (limettier) |
| *Rosmarinus officinalis* (romarin) + *Citrus limon* (citron) |

**VOUS POUVEZ AJOUTER ENCORE UNE HUILE ESSENTIELLE SUPPLÉMENTAIRE À VOTRE MÉLANGE.** Consultez les listes pour prendre connaissance des associations opérantes, par exemple *Rosmarinus officinalis* (romarin) + *Citrus bergamia* (bergamotier) + *Piper nigrum* (poivre noir).

**BEAUCOUP DE COMBINAISONS SONT RÉALISABLES : ELLES AURONT TOUTES UN EFFET DIFFÉRENT SUR LE CORPS.** Vous pouvez également essayer un massage à partir d'une des compositions données ci-dessous :

**Composition tonique 1 :** Dans 30 ml d'huile végétale, 12 gouttes de *Cananga odorata* (ylang-ylang), 5 gouttes de *Citrus limon* (citron), 3 gouttes de *Piper nigrum* (poivre noir).

**Composition tonique 2 :** Dans 30 ml d'huile végétale, 10 gouttes de *Pelargonium graveolens* (géranium), 6 gouttes de *Citrus bergamia* (bergamotier), 4 gouttes de *Zingiber officinalis* (gingembre).

**Composition tonique 3 :** Dans 30 ml d'huile végétale, 10 gouttes de *Cananga odorata* (ylang-ylang), 7 gouttes de *Citrus bergamia* (bergamotier), 3 gouttes de *Piper nigrum* (poivre noir).

**UN MASSAGE NÉCESSITE ENVIRON 30 ML D'HUILE VÉGÉTALE DANS LEQUEL VOUS INCORPOREREZ DIFFÉRENTES HUILES SELON LES BESOINS OU LE PLAISIR.** Comptez 20 gouttes d'huiles essentielles au total pour la contenance donnée, un peu moins si les huiles essentielles sont dermocaustiques.

## QUELQUES HUILES ESSENTIELLES QUI PEUVENT ENTRER DANS LA COMPOSITION D'UN MÉLANGE RELAXANT :

*Anthemis nobilis* (camomille)
*Boswellia thurifera* (encens)
*Cananga odorata* (ylang-ylang)
*Citrus a.* subsp. *aurantium* (bigaradier)
*Citrus sinensis* (orange)
*Citrus a.* subsp. *amara* (néroli)
*Citrus bergamia* (bergamotier)
*Citrus reticulata* (mandarinier)
*Origanum majorana* (marjolaine)
*Melissa officinalis* (mélisse)
*Lavendula angustifolia* (lavande)
*Pelargonium graveolens* (géranium)
*Rosa damascena* (rose)
*Santalum album* (santal)
*Salvia sclarea* (sauge)
*Styrax benzoe* (benjoin)
*Valeriana officinalis* (valériane)
*Vetiveria zazonoides* (vétiver)

**VOICI, À PARTIR DE LA LISTE PRÉCÉDENTE, DE BONNES ASSOCIATIONS STIMULANTES.** Elles ne sont pas exhaustives, toutefois elles ont le mérite d'indiquer les mariages profitables.

| Le benjoin avec... |
|---|
| *Styrax tonkinensis* (benjoin) + *Rosa damascena* (rose) |
| *Styrax tonkinensis* (benjoin) + *Citrus a.* subsp. *aurantium* (bigaradier) |
| *Styrax tonkinensis* (benjoin) + *Citrus sinensis* (orange) |
| *Styrax tonkinensis* (benjoin) + *Citrus bergamia* (bergamotier) |
| *Styrax tonkinensis* (benjoin) + *Citrus reticulata* (mandarinier) |
| *Styrax tonkinensis* (benjoin) + *Santalum album* (santal) |
| **L'encens avec...** |
| *Boswellia thurifera* (encens) + *Rosa damascena* (rose) |
| *Boswellia thurifera* (encens) + *Citrus a.* subsp. *aurantium* (bigaradier) |
| *Boswellia thurifera* (encens) + *Citrus sinensis* (orange) |
| *Boswellia thurifera* (encens) + *Citrus bergamia* (bergamotier) |
| *Boswellia thurifera* (encens) + *Citrus reticulata* (mandarinier) |
| *Boswellia thurifera* (encens) + *Santalum album* (santal) |
| *Boswellia thurifera* (encens) + *Vetiveria zazonoides* (vétiver) |
| *Boswellia thurifera* (encens) + *Lavendula angustifolia* (lavande) |
| **Le bergamotier avec...** |
| *Citrus bergamia* (bergamotier) + *Lavendula angustifolia* (lavande) |
| *Citrus bergamia* (bergamotier) + *Cananga odorata* (ylang-ylang) |
| *Citrus bergamia* (bergamotier) + *Citrus a.* subsp. *amara* (néroli) |
| *Citrus bergamia* (bergamotier) + *Pelargonium graveolens* (géranium) |
| *Citrus bergamia* (bergamotier) + *Anthemis nobilis* (camomille) |
| *Citrus bergamia* (bergamotier) + *Santalum album* (santal) |
| *Citrus bergamia* (bergamotier) + *Boswellia thurifera* (encens) |
| *Citrus bergamia*(bergamotier) + *Styrax benzoe* (benjoin) |
| *Citrus bergamia* (bergamotier) + *Salvia sclarea* (sauge) |

| Le bigaradier avec... |
| --- |
| *Citrus a.* subsp. *aurantium* (bigaradier) + *Vetiveria zazonoides* (vétiver) |
| *Citrus a.* subsp. *aurantium* (bigaradier) + *Lavendula angustifolia* (lavande) |
| *Citrus a.* subsp. *aurantium* (bigaradier) + *Citrus sinensis* (orange) |
| *Citrus a.* subsp. *aurantium* (bigaradier) + *Citrus bergamia* (bergamotier) |
| *Citrus a.* subsp. *aurantium* (bigaradier) + *Rosa damascena* (rose) |
| *Citrus a.* subsp. *aurantium* (bigaradier) + *Citrus reticulata* (mandarinier) |
| *Citrus a.* subsp. *aurantium* (bigaradier) + *Pelargonium graveolens* (géranium) |
| *Citrus a.* subsp. *aurantium* (bigaradier) + *Citrus a.* subsp. *amara* (néroli) |
| **La camomille avec...** |
| *Anthemis nobilis* (camomille) + *Lavendula angustifolia* (lavande) |
| *Anthemis nobilis* (camomille) + *Rosa damascena* (rose) |
| *Anthemis nobilis* (camomille) + *Pelargonium graveolens* (géranium) |
| *Anthemis nobilis* (camomille) + *Cananga odorata* (ylang-ylang) |
| *Anthemis nobilis* (camomille) + *Citrus bergamia* (bergamotier) |
| *Anthemis nobilis* (camomille) + *Citrus reticulata* (mandarinier) |
| *Anthemis nobilis* (camomille) + *Salvia sclarea* (sauge) |
| **Le géranium avec...** |
| *Pelargonium graveolens* (géranium) + *Lavendula angustifolia* (lavande) |
| *Pelargonium graveolens* (géranium) + *Rosa damascena* (rose) |
| *Pelargonium graveolens* (géranium) + *Citrus bergamia* (bergamotier) |
| *Pelargonium graveolens* (géranium) + *Citrus a.* subsp. *amara* (néroli) |
| *Pelargonium graveolens* (géranium) + *Citrus a.* subsp. *aurantium* (bigaradier) |
| *Pelargonium graveolens* (géranium) + *Salvia sclarea* (sauge) |
| *Pelargonium graveolens* (géranium) + *Santalum album* (santal) |
| *Pelargonium graveolens* (géranium) + *Boswellia thurifera* (encens) |

| La lavande avec... |
|---|
| *Lavendula angustifolia* (lavande) + *Salvia sclarea* (sauge) |
| *Lavendula angustifolia* (lavande) + *Citrus a.* subsp. *aurantium* (bigaradier) |
| *Lavendula angustifolia* (lavande) + *Citrus bergamia* (bergamotier) |
| *Lavendula angustifolia* (lavande) + *Pelargonium graveolens* (géranium) |
| *Lavendula angustifolia* (lavande) + *Santalum album* (santal) |
| *Lavendula angustifolia* (lavande) + *Vetiveria zazonoides* (vétiver) |
| **Le mandarinier avec...** |
| *Citrus reticulata* (mandarinier) + *Citrus bergamia* (bergamotier) |
| *Citrus reticulata* (mandarinier) + *Citrus a.* subsp. *aurantium* (bigaradier) |
| *Citrus reticulata* (mandarinier) + *Lavendula angustifolia* (lavande) |
| *Citrus reticulata* (mandarinier) + *Citrus a.* subsp. *amara* (néroli) |
| *Citrus reticulata* (mandarinier) + *Rosa damascena* (rose) |
| *Citrus reticulata* (mandarinier) + *Anthemis nobilis* (camomille) |
| **La marjolaine avec...** |
| *Origanum majorana* (marjolaine) + *Anthemis nobilis* (camomille) |
| *Origanum majorana* (marjolaine) + *Lavendula angustifolia* (lavande) |
| *Origanum majorana* (marjolaine) + *Citrus sinensis* (orange) |
| **La mélisse avec...** |
| *Melissa officinalis* (mélisse) + *Anthemis nobilis* (camomille) |
| *Melissa officinalis* (mélisse) + *Pelargonium graveolens* (géranium) |
| *Melissa officinalis* (mélisse) + *Lavendula angustifolia* (lavande) |
| *Melissa officinalis* (mélisse) + *Citrus bergamia* (bergamotier) |
| *Melissa officinalis* (mélisse) + *Citrus a.* subsp. *amara* (néroli) |
| *Melissa officinalis* (mélisse) + *Citrus a.* subsp. *aurantium* (bigaradier) |
| *Melissa officinalis* (mélisse) + *Citrus sinensis* (orange) |

| Le néroli avec… |
|---|
| *Citrus a.* subsp. *amara* (néroli) + *Citrus bergamia* (bergamotier) |
| *Citrus a.* subsp. *amara* (néroli) + *Citrus a.* subsp. *aurantium* (bigaradier) |
| *Citrus a.* subsp. *amara* (néroli) + *Citrus sinensis* (orange) |
| *Citrus a.* subsp. *amara* (néroli) + *Pelargonium graveolens* (géranium) |
| *Citrus a.* subsp. *amara* (néroli) + *Santalum album* (santal) |
| *Citrus a.* subsp. *amara* (néroli) + *Cananga odorata* (ylang-ylang) |
| *Citrus a.* subsp. *amara* (néroli) + *Salvia sclarea* (sauge) |
| **L'orange avec…** |
| *Citrus sinensis* (orange) + *Lavendula angustifolia* (lavande) |
| *Citrus sinensis* (orange) + *Origanum majorana* (marjolaine) |
| *Citrus sinensis* (orange) + *Salvia sclarea* (sauge) |
| *Citrus sinensis* (orange) + *Boswellia thurifera* (encens) |
| *Citrus sinensis* (orange) + *Styrax benzoin* (benjoin) |
| *Citrus sinensis* (orange) + *Citrus a.* subsp. *amara* (néroli) |
| *Citrus sinensis* (orange) + *Citrus a.* subsp. *aurantium* (bigaradier) |
| **La rose avec…** |
| *Rosa damascena* (rose) + *Santalum album* (santal) |
| *Rosa damascena* (rose) + *Pelargonium graveolens* (géranium) |
| *Rosa damascena* (rose) + *Citrus a.* subsp. *amara* (néroli) |
| *Rosa damascena* (rose) + *Citrus a.* subsp. *aurantium* (bigaradier) |
| *Rosa damascena* (rose) + *Citrus bergamia* (bergamotier) |
| **Le santal avec…** |
| *Santalum album* (santal) + *Citrus bergamia* (bergamotier) |
| *Santalum album* (santal) + *Citrus a.* subsp. *amara* (néroli) |
| *Santalum album* (santal) + *Lavendula angustifolia* (lavande) |
| *Santalum album* (santal) + *Pelargonium graveolens* (géranium) |
| *Santalum album* (santal) + *Rosa damascena* (rose) |
| *Santalum album* (santal) + *Styrax benzoin* (benjoin) |
| *Santalum album* (santal) + *Salvia sclarea* (sauge) |
| *Santalum album* (santal) + *Vetiveria zazonoides* (vétiver) |

| La sauge avec... |
|---|
| *Salvia sclarea* (sauge) + *Citrus bergamia* (bergamotier) |
| *Salvia sclarea* (sauge) + *Citrus a.* subsp. *amara* (néroli) |
| *Salvia sclarea* (sauge) + *Pelargonium graveolens* (géranium) |
| *Salvia sclarea* (sauge) + *Lavendula angustifolia* (lavande) |
| *Salvia sclarea* (sauge) + *Boswellia thurifera* (encens) |
| *Salvia sclarea* (sauge) + *Santalum album* (santal) |
| *Salvia sclarea* (sauge) + *Vetiveria zazonoides* (vétiver) |
| **La valériane avec...** |
| *Valeriana officinalis* (valériane) + *Lavendula angustifolia* (lavande) |
| *Valeriana officinalis* (valériane) + *Anthemis nobilis* (camomille) |
| *Valeriana officinalis* (valériane) + *Citrus a.* subsp. *aurantium* (bigaradier) |
| *Valeriana officinalis* (valériane) + *Citrus bergamia* (bergamotier) |
| **Le vétiver avec...** |
| *Vetiveria zizanoides* (vétiver) + *Santalum album* (santal) |
| *Vetiveria zizanoides* (vétiver) + *Salvia sclarea* (sauge) |
| *Vetiveria zizanoides* (vétiver) + *Pelargonium graveolens* (géranium) |
| *Vetiveria zizanoides* (vétiver) + *Rosa damascena* (rose) |
| *Vetiveria zizanoides* (vétiver) + *Lavendula angustifolia* (lavande) |
| *Vetiveria zizanoides* (vétiver) + *Cananga odorata* (ylang-ylang) |
| **L'ylang-ylang avec...** |
| *Cananga odorata* (ylang-ylang) + *Boswellia thurifera* (encens) |
| *Cananga odorata* (ylang-ylang) + *Styrax benzoin* (benjoin) |
| *Cananga odorata* (ylang-ylang) + *Vetiveria zazonoides* (vétiver) |
| *Cananga odorata* (ylang-ylang) + *Pelargonium graveolens* (géranium) |
| *Cananga odorata* (ylang-ylang) + *Citrus a.* subsp. *amara* (néroli) |
| *Cananga odorata* (ylang-ylang) + *Melissa officinalis* (mélisse) |
| *Cananga odorata* (ylang-ylang) + *Citrus bergamia* (bergamotier) |

**VOUS POUVEZ AJOUTER ENCORE UNE HUILE ESSENTIELLE SUPPLÉMENTAIRE À VOTRE MÉLANGE.** Consultez les listes et en regardant ce qui peut fonctionner, par exemple *Salvia sclarea* (sauge) + *Lavandula angustifolia* (lavande) + *Citrus sinensis* (orange).

**VOICI, EN VUE D'UN MASSAGE RELAXANT, DES COMPOSITIONS TOUTES FAITES SI VOUS NE SOUHAITEZ PAS FAIRE VOS PROPRES EXPÉRIENCES :**

**Composition détente 1 :** Dans 30 ml d'huile végétale, 8 gouttes d'*Anthemis nobilis* ou *Matricaria chamaemelum* (camomille), 7 gouttes de *Cananga odorata* (ylang-ylang), 3 gouttes de *Rosa damascena* (rose), 2 gouttes de *Pinus sylvestris* (pin sylvestre).

**Composition détente 2 :** Dans 30 ml d'huile végétale, 10 gouttes de *Lavandula angustifolia* (lavande), 6 gouttes de *Santalum album* (santal), 4 gouttes de *Rosa damascena* (rose).



**Composition détente 3 :** Dans 30 ml d'huile végétale, 8 gouttes de *Citrus aurantium* (petit-grain bigaradier), 4 gouttes de *Cananga odorata* (ylang-ylang), 4 gouttes de *Cedrus atlantica* (cèdre).

**Composition détente 4 :** Dans 30 ml d'huile végétale, 8 gouttes de *Cananga odorata* (ylang-ylang), 4 gouttes de *Vetiveria zizanoides* (vétiver, 4 gouttes de *Cedrus atlantica* (cèdre).

**Composition détente 5 :** Dans 30 ml d'huile végétale, 10 gouttes de *Citrus bergamia* (bergamotier), 5 gouttes de *Lavandula angustifolia* (lavande), 4 gouttes de *Styrax benzoe* (benjoin).

**ET POURQUOI NE PAS FAIRE ENTRER QUELQUES HUILES ESSENTIELLES DANS LA COMPOSITION D'UN MASSAGE SENSUEL :**

**Composition sensualité 1 :** Dans 30 ml d'huile végétale, 8 gouttes de *Citrus aurantifolia* (limettier), 8 gouttes de *Cananga odorata* (ylang-ylang), 2 gouttes de *Rosa damascena* (rose), 2 gouttes de *Jasminum grandiflorum* (jasmin).

**Composition sensualité 2 :** Dans 30 ml d'huile végétale, 8 gouttes de *Citrus bergamia* (bergamotier), 6 gouttes de *Salvia sclarea* (sauge sclarée), 4 gouttes de *Jasminum grandiflorum* (jasmin).

**Composition sensualité 3 :** Dans 30 ml d'huile végétale, 7 gouttes de *Santalum album* (santal), 7 gouttes de *Cananga odorata* (ylang-ylang), 4 gouttes de *Cedrus atlantica* (cèdre), 2 gouttes de *Rosa damascena* (rose).

# QUELQUES MASSAGES POUR DES SOINS SPÉCIFIQUES

**Cellulite (combattre la) :** Mélangez dans 30 ml d'huile végétale 20 gouttes de *Citrus bergamia* (bergamotier).

**Circulation (améliorer la) :** Mélangez dans 30 ml d'huile végétale 14 gouttes de *Pelargonium graveolens* (géranium), 4 gouttes de *Citrus limon* (citron), 2 gouttes de *Piper nigrum* (poivre noir) ou de *Rosmarinus officinalis* (romarin officinal).

**Drainage lymphatique :** Mélangez dans 30 ml d'huile végétale 20 gouttes d'*Angelica archangelica* (angélique) ou d'*Aniba rosaeodorata* (bois de rose).

**Toxines (éliminer les) :** Mélangez dans 30 ml d'huile végétale 20 gouttes d'*Angelica archangelica* (angélique) ou de *Betula pendula* (bouleau blanc). Vous pouvez aussi employer un mélange de *Cupressus sempervirens* (cyprès), de *Citrus limon* (citron) et de *Rosa damascena* (rose).

**QUELQUES HUILES ESSENTIELLES SONT VRAIMENT ÉPATANTES POUR RÉDUIRE SES CAPITONS ET AMÉLIORER SA SILHOUETTE :** *Citrus limon* (citron), *eucalyptus globulus* (eucalyptus), *Pelargonium graveolens* (géranium), *Betula pendula* (bouleau blanc), *Juniperus communis* (genévrier).

8

# Les bains

Les bains étant envisagés ici sous l'aspect détente, si vous désirez prendre des bains en complément d'un traitement pour une affection spécifique, vous trouverez le mélange à utiliser au chapitre 3.

**LES BAINS SERVENT PLUS SOUVENT À DÉTENDRE QU'À TONIFIER OU À STIMULER.** Si vous avez une fatigue passagère, par exemple au bout d'une journée de travail chargée qui doit encore être poursuivie par un dîner, prenez un bain pas trop chaud dans lequel vous ajouterez quelques gouttes d'huiles essentielles stimulantes. Vous trouverez celles qui vous conviennent dans la liste des huiles essentielles pour un massage stimulant ; elles fonctionnent aussi pour le bain. Vous pouvez également opter pour les huiles ci-après :

**Bain tonifiant :** Mettez dans l'eau de votre bain (pas trop chaud) 5 gouttes de *Rosmarinus officinalis* (romarin officinal) ou 5 gouttes d'*Artemisia vulgaris* (armoise) mélangées préalablement dans un support de dispersion. Si vous n'avez pas de dispersant, utilisez 1 cuillerée à café de miel ou, plus simplement, mélangez l'huile essentielle dans un peu de savon liquide.



**POUR VOUS DÉSTRESSER,** vous pouvez choisir une huile parmi la liste des huiles essentielles relaxantes citées dans le chapitre consacré aux massages ou opter pour les bains suivants. Cinq gouttes suffisent pour un bain ; ne dépassez pas 15 gouttes.

**Bain détente 1 :** Quelques gouttes de *Santalum album* (santal) et quelques gouttes de *Citrus a.* subsp. *amara* (néroli).

**Bain détente 2 :** Quelques gouttes de *Lavandula angustifolia* (lavande) et quelques gouttes de *Vetiveria zizanoides* (vétiver).

**Bain détente 3 :** Quelques gouttes de *Citrus bergamia* (bergamotier) et quelques gouttes de *Cananga odorata* (ylang-ylang).

**Bain détente 4 :** Quelques gouttes de *Lavandula angustifolia* (lavande) et quelques gouttes de *Salvia sclarea* (sauge sclarée).

**Bain détente 5 :** Quelques gouttes de *Copaifera reticulata* (baume de copaïba) ou d'*Angelica archangelica* (angélique).

D'autres huiles essentielles comme *Ocimum basilicum* (basilic), *Canarium luzonicum* (elémi) et *Nardostachys jatamansi* (nard de l'Himalaya), mélangées dans un support de dispersion, sont très efficaces en cas de surmenage. Ainsi, un bain avec *Nardostachys jatamansi* le soir avant d'aller se coucher évite les insomnies.

# LES BAINS DE SOINS

**LES BAINS PROPOSÉS CI-APRÈS PEUVENT ÊTRE UN AIDE-MÉMOIRE DANS DES CAS CLASSIQUES DE FRAGILITÉ IMMUNITAIRE.**

**POUR COMBATTRE UNE INFECTION :** prenez un bain chaud dans lequel vous aurez ajouté 4 ou 5 gouttes d'*Ocimum basilicum* (basilic) diluées auparavant dans un support de dispersion. Ne prenez pas ce bain en cas de fièvre. Vous pouvez aussi essayer avec 4 ou 5 gouttes de *Citrus bergamia* (bergamotier).

**POUR COMBATTRE LA GRIPPE :** prenez un bain chaud dans lequel vous aurez ajouté 4 ou 5 gouttes d'huile essentielle de *Pinus cembra* (arolle) diluées auparavant dans un support de dispersion. Ne prenez pas ce bain en cas de fièvre.

**POUR STIMULER LE SYSTÈME IMMUNITAIRE :** essayez un bain chaud avec 8 gouttes de *Lavandula angustifolia* (lavande) et 4 gouttes de *Rosmarinus officinalis* (romarin).

**POUR AMÉLIORER LA CIRCULATION SANGUINE :** essayez un bain chaud avec 4 ou 5 gouttes d'huile essentielle de *Pinus cembra* (arolle) diluées dans un support puis ajoutées au bain. Ne prenez pas ce bain en cas de fièvre.

**EN CAS DE RÉTENTION D'EAU :** prenez un bain chaud avec 8 gouttes de *Cupressus sempervirens* (cyprès toujours vert), 4 gouttes de *Citrus limon* (citron), 2 gouttes de *Mentha piperita* (menthe poivrée), diluées auparavant dans un support de dispersion. Ne prenez pas ce bain en cas de fièvre.

**POUR DÉTOXIFIER :** prenez un bain chaud dans lequel vous aurez ajouté 4 ou 5 gouttes d'*Apium graveolens* (céleri) diluées auparavant dans un support de dispersion. Ne prenez pas ce bain en cas de fièvre.

**LES BAINS ADDITIONNÉS D'HUILES ESSENTIELLES ONT ÉGALEMENT UNE ACTION EFFICACE SUR LES AFFECTIONS CUTANÉES.** Ainsi, *Pogostemon cablin* (patchouli) contribue à combattre le dessèchement de la peau, tout comme *Artemisia vulgaris* (armoise) améliore son irrigation.

# 9

# Le soin des pieds

**Les pieds supportent le poids de notre corps toute la journée.** Il est impératif d'en prendre soin. De plus, chaque zone du pied est en correspondance avec un organe : lorsque vous soignez vos pieds, vous soignez donc l'ensemble du corps. Commencez par un bain de pieds suivi d'un massage. Si vous n'avez pas le temps pour le premier, nettoyez vos pieds à l'aide d'un gant de toilette avant d'effectuer le massage.

# LES BAINS DE PIEDS

**POUR SOULAGER DES PIEDS FATIGUÉS OU MEURTRIS :** Prenez un bain de pieds avec 5 gouttes d'*Artemisia vulgaris* (armoise) ou de *Cymbopogon citratus* (lemongrass) diluées dans un support de dispersion (un peu de miel liquide ou une mousse de bain au pH neutre).

**POUR SOULAGER DES JAMBES LOURDES ET FATIGUÉES :** Prenez un bain de pieds avec 5 gouttes de *Rosmarinus officinalis* (romarin officinal), 3 gouttes de *Pelargonium graveolens* (géranium), 3 gouttes de *Lavandula angustifolia* (lavande) et 1 goutte de *Citrus limon* (citron) diluées dans un support de dispersion.

**AVANT D'ALLER VOUS COUCHER,** frottez la plante de vos pieds avec 2 ou 3 gouttes de *Citrus limon* (citron) mélangées dans un peu d'huile végétale. Essayez aussi *Ocimum basilicum* (basilic), qui possède des vertus purificatrices.

**POUR SUPPRIMER ODEUR ET TRANSPIRATION DES PIEDS :** Prenez un bain de pieds avec 5 gouttes de *Melaleuca alternifolia* (tea tree) ou de *Salvia officinalis* (sauge officinale) diluées dans un support de dispersion.

# LE MASSAGE DES PIEDS

**POUR LES JAMBES FATIGUÉES:** Les jambes fatiguées seront soulagées avec un massage des zones réflexes avec 5 à 7 gouttes *Cymbopogon nardus* (citronnelle de Ceylan) diluées dans un peu d'huile végétale.

**POUR DÉTOXIFIER LE CORPS:** Massez les zones réflexes des pieds avec 5 gouttes de *Melaleuca alternifolia* (tea tree) ou de *Laurus nobilis* (laurier noble), ou encore diluées dans un peu d'huile végétale. Essayez aussi *Cedrus atlantica* (cèdre), *Citrus medica* (cédrat) ou *Citrus sinensis* (orange), toujours mélangées dans une huile de support.

**POUR FAVORISER LA DÉTENTE NERVEUSE:** Massez les zones réflexes des pieds avec 5 gouttes d'*Ocimum basilicum* (basilic) ou de *Daucus carota sativa* (carotte) diluées dans un peu d'huile végétale.

**POUR AUGMENTER SA VITALITÉ:** Massez les zones réflexes des pieds avec 5 gouttes d'*Artemisia vulgaris* (armoise) ou de *Pinus cembra* (arolle) diluées dans un peu d'huile végétale.

**POUR SE REMONTER LE MORAL:** Massez les zones réflexes des pieds avec 5 gouttes de *Citrus bergamia* (bergamotier) diluées dans un peu d'huile végétale.

## ADRESSES UTILES

**ECHINOPS**
Domaine de Castillou
11 190 Luc-sur-Aude
Tél. : 04 68 74 17 89

**FLORAME**
34, boul. Mirabeau – BP 95
13 210 Saint-Rémy-de-Provence
Tél. (magasin parisien) : 01 44 07 34 53

**PURISSIMES**
« Aubard »
04 200 st Vincent-sur-Jabron
Tél. : 04 92 62 07 27

**SAN'FLORE**
Parc naturel régional du Vercors
Route de Lozeron par Beaufort
26400 Gigors-et-Lozeron

**Quelques sites parmi d'autres :**
www.labodemonceaux.ca
www.labohevea.com
www.jacquespaltz.fr
www.naturshop.fr
www.aroma-zone.com
www.les-aromagies.net
www.aromalium.com
www.sanoflore.net
www.biobien-etre.com
www.aromatic-provence.com
www.romessence.com
www.kneipp.fr

## BIBLIOGRAPHIE


FRANCHOMME, P., Dr D. PENOEL. *L'Aromathérapie exactement*, Éd. Roger Jallois, 2003.

ROULIER, G. *Les Huiles essentielles pour votre santé*, Éditions Dangles, 2005.

VALNET Dr Jean, *Aromathérapie*, Éditions Maloine S.A., 2001.

VALNET Dr J., Dr C. DURAFFOURD, Dr J.C. LAPRAZ, *Une médecine nouvelle*, Presses de la Renaissance.

VUKOVIC, L. *1001 remèdes naturels*, Vigot, 2004.

# INDEX DES HUILES ESSENTIELLES

# INDEX DES PATHOLOGIES

# Remerciements

Je remercie Mira pour son soutien indéfectible.
Je remercie Erwan Leseul pour notre précieuse rencontre, Élizabeth Paré ainsi que toute l'équipe des Éditions de l'Homme.

Merci beaucoup

# Ouvrages de l'auteur

*Cuisine en papillotes*. Paris, Flammarion, 2002.
*L'almanach feng shui*. Paris, Pocket, 2009, 2010.
*La médecine du cristal,* Éditions Trajectoire, 2006.
*Le diagnostic feng shui,* Paris, Éditions Grancher, 2002 ; Pocket 2006.
*Le feng shui de l'amour*. Paris, Pocket, 2010.
*Le feng shui de la santé*. Paris, Pocket, septembre 2011.
*Châteaux de sable,* Éditions Hoebeke, 2000 (épuisé).
*Perles de rocaille,* Paris, Flammarion, 2001, (épuisé).
*Retrouvez le moral et gagnez confiance en vous,* Paris, France Loisirs, 2006.
*Soignez votre maison,* Le grand livre du mois, 2006.
*Travailler feng shui,* Paris, Éditions Grancher, 2003.
*Trésors de bien-être par le feng shui*. Paris, France Loisirs, 2008.

Astrid Schilling organise des ateliers, des stages et des conférences sur les huiles essentielles, les cristaux et le feng shui. Retrouvez toutes les informations sur son site Internet: www.astridschilling.com

**Pour contacter l'auteur:**
Tél.: 01 30 34 77 21 (France) 33 (0) 1 30 34 77 21 (Canada).
Courriel: astrid.schilling@wanadoo.fr

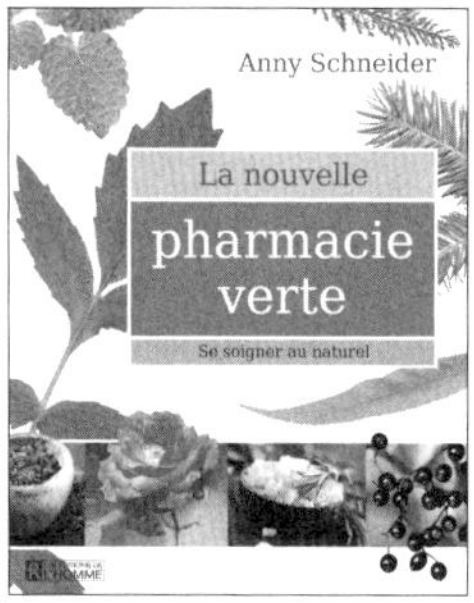


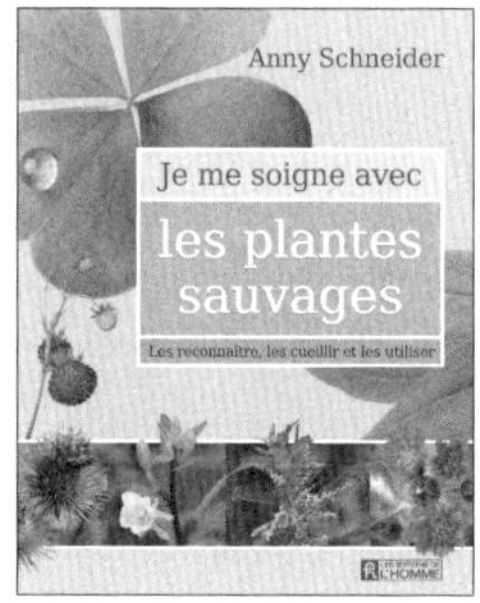




MARQUIS

Marquis imprimeur inc.

Québec, Canada
2011